Manfred Dietrich · Peter Kern

Tropenlabor

Manfred Dietrich und Peter Kern

Tropenlabor

Diagnostik für die ärztliche Praxis mit einfacher Laborausrüstung

Unter Mitarbeit von
R. D. Horstmann, H. Feldmeier und A. E. Brommer

114 Farbbilder und
10 schwarz-weiß Abbildungen

SEMPER BONIS ARTIBUS

Gustav Fischer Verlag
Stuttgart · New York · 1983

Anschrift der Verfasser:

Professor Dr. Manfred Dietrich
Facharzt für Innere Medizin und Hämatologie – Tropenkrankheiten –

Dr. Peter Kern
Facharzt für Innere Medizin – Tropenmedizin –

Dr. Rolf D. Horstmann
Dr. Hermann Feldmeier
Anna-Elisabeth Brommer, Medizinisch-technische Assistentin

Klinische Abteilung des Bernhard-Nocht-Instituts für Schiffs- und Tropenkrankheiten
(Tropeninstitut Hamburg), Bernhard-Nocht-Straße 74, 2000 Hamburg 4

CIP-Kurztitelaufnahme der Deutschen Bibliothek

Dietrich, Manfred:
Tropenlabor : Diagnostik für d. ärztl. Praxis mit
einfacher Laborausrüstung / Manfred Dietrich ; Peter Kern.
Unter Mitarb. von R.D. Horstmann ... –
Stuttgart ; New York : Fischer, 1983.
ISBN 3-437-10836-0

NE: Kern, Peter:

Gesamtherstellung: Passavia Druckerei GmbH, Passau
Printed in Germany

ISBN 3-437-10836-0

Vorwort

Das kleine Buch «Tropenlabor» soll die Voraussetzungen schaffen, auch in einem nur mit einfachen Mitteln eingerichteten Labor die notwendige Diagnostik der Tropenkrankheiten durchzuführen. Ärzte, Studenten, Laborassistenten und Pflegekräfte sollen die Methoden durchführen können, ohne an ein großes Instrumentarium und dessen technische Voraussetzungen und ohne an eine umfangreiche labormedizinische Ausbildung gebunden zu sein (Abb. 1). Ob die Untersuchungen in der Praxis eines niedergelassenen Arztes in einem nichttropischen Industrieland durchgeführt werden oder ob die Untersuchungen in tropischen Gebieten fernab von großen Krankenhäusern angewendet werden, ist gleichgültig. Sind Untersuchungen notwendig, die ein umfangreiches Instrumentarium, empfindliche Methoden und spezielle Fachkenntnisse erfordern, weist das Buch darauf hin, welches Material notwendig ist, und wie es verschickt werden kann.

Die hier angeführten Untersuchungen umfassen die Inspektion der Haut und der Schleimhäute, der Absonderungen und Sekrete, mikroskopische Untersuchungsverfahren, biochemische Untersuchungen einfacher Art und einfache immunologische Untersuchungsmethoden. Die Untersuchungen sind nach dem untersuchten Material gegliedert, d.h. in der Reihenfolge Urin, Stuhl, Blut, usw. Färbeverfahren sind jeweils unter diesen Kapiteln angeführt, ihre genaue Durchführung in einem besonderen Anhang zusammengefaßt, da sie sich bei verschiedenen Untersuchungsmaterialien wiederholen.

Die Piktogramme deuten an, welche Basisausrüstung für die jeweilige Labormethode vorhanden sein muß (Abb. 2).

Ein Kapitel ist in Form eines Registers aufgeführt und hilft, die richtigen Untersuchungsmethoden für die gesuchte Krankheit zu finden. Das Register ist alphabetisch nach den einzelnen Krankheiten geordnet.

In diesem Buch sind auch Untersuchungsmethoden angeführt, die in Industrieländern, aber auch in gut ausgerüsteten Krankenhäusern in tropischen Ländern nicht mehr angewendet werden. Diese wegen eines zu großen Arbeitsaufwandes oder einer zu großen Fehlerbreite sonst nicht zu empfehlenden Techniken sind deshalb aufgeführt, da sie unter den besonderen Bedingungen einer Felduntersuchung oder einer Außenstation ohne Stromversorgung oder ohne Mikroskopausrüstung noch gute diagnostische Hilfe bieten. Sie sind aufgenommen, um auch ohne jegliche Laborhilfsmittel mit dem Tageslicht allein eine Diagnostik zuzulassen (z.B. direkter Färbevergleich des Hämoglobins nach Talquist). Selbstverständlich sollen diese Methoden nicht in einem mitteleuropäischen Land vom niedergelassenen Arzt angewendet werden. Die Autoren glauben, daß dieses Buch eine hilfreiche Ergänzung eines Tropenlehrbuchs für den praktischen Tropenmediziner ist.

Für die Ratschläge bei den Überlegungen zur Konzeption dieses Buches wird Herrn Priv.-Doz. Dr. med. U. Bienzle Dank gesagt. Herzlicher Dank geht auch an die Mitarbeiter und Mitarbeiterinnen des Labors der Klinischen Abteilung des Bernhard-

Nocht-Instituts, Hamburg, und des Forschungslabors des Albert-Schweitzer-Hospitals, Lambarene, deren zuverlässige und präzise Arbeit dazu beigetragen hat, die Erfahrung einzelner Methoden zu verwerten und Material für die Bildtafeln zu gewinnen. Dank geht auch an Herrn Friedrich Gruben, Leiter der Photographischen Abteilung des Bernhard-Nocht-Instituts, der einen Teil der hier verwendeten Bilder mit großem Können und außergewöhnlicher Qualität angefertigt hat. Zum Schluß sei ganz besonders herzlich Frau Traute Thiede gedankt, die mit großem Einsatz und unermüdlichem Eifer die Niederschrift des Manuskripts durchgeführt hat.

Manfred Dietrich
Peter Kern

Inhalt

Laborausrüstung (Abb. 1)

Glaswaren

Objektträger, Färbeküvetten, Bechergläser, Standzylinder, Petrischalen, Glastrichter, Glaspipetten, Reagenzröhrchen, Zentrifugenröhrchen, Spitzgläser, Sedimentierröhrchen, Flaschen mit Glasstopfen, Glasgefäß für Wasserbad, Deckgläschen, geschliffene Deckgläser, Zählkammer nach Neubauer, Zählkammer nach Thoma-Neu, Zählkammer nach Fuchs-Rosenthal. Leukozytenpipetten, Erythrozytenpipetten, graduierte Mikropipetten, Glasrührstäbe, Mikrohämatokritröhrchen.

Materialien aus Metall, Gummi, Plastik

Pinzette, Öse, Skalpell, Wasserstrahlpumpe, Filterhalter, Gummischläuche, Bunsenbrenner, Gasbehälter, Gummibällchen für Pipetten, Schere.

Weitere Kleinmaterialien

Filter, Gaze, Filterpapier, Stecknadeln, Holzspatel, Holzrührstäbe, Watte, Mulltupfer, Papiertupfer, Haushaltskreppapier, Tesafilm und Leinen- oder Plastikklebeband.

Apparative Ausrüstung

Mikroskop (mit Spiegeleinrichtung, wenn keine Stromversorgung vorhanden), Zentrifuge (als Handzentrifuge ausgerüstet, wenn keine Stromversorgung vorhanden), Eisschrank (wenn kein Strom vorhanden, gibt es petroleumbetriebene Eisschränke), Brutschrank (wenn kein Brutschrank vorhanden ist, kann aus einer ausgedienten Eisbox mit Hilfe eines Thermostaten und einer Glühlampe ein einfacher Brutschrank hergestellt werden), Thermostat für Wasserbad, Kleinphotometer (z.B. Reflomat®), Mikrohämatokritzentrifuge (wenn kein Strom vorhanden, gibt es batteriebetriebene kleine Mikrohämatokritzentrifugen). Wenn kein fließendes Wasser mit entsprechendem Druck vorhanden ist, was für die Saugleistung der Wasserstrahlpumpe bei Filtrationsvorgängen gewünscht ist, sollte eine kleine Saugpumpe vorhanden sein. Waage (mit Empfindlichkeit bis 1 g). Soll die apparative Ausrüstung betrieben werden, ohne daß Strom vorhanden ist, muß an die Aufstellung eines kleinen Stromaggregats gedacht werden.

Weitere Ausrüstung

Färbelösungen, Aqua dest. (siehe Färbeanleitungen).

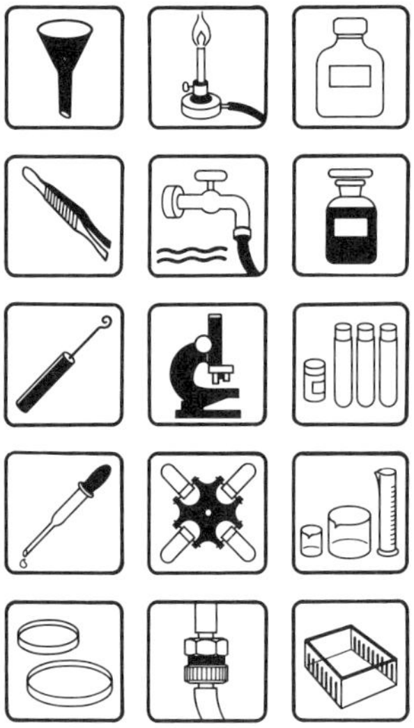

Abb. 1: Laborausrüstung

Erläuterung zur Laborausrüstung für die einzelnen Labortechniken

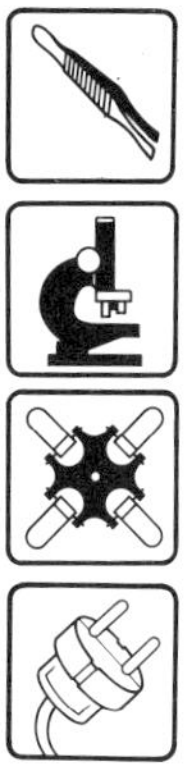

Abbildung 2

Lab. I
Nur Kleinmaterialien vorhanden:

Lab. II
Außer den Kleinmaterialien Mikroskop vorhanden.

Lab. III
Kleinmaterialien, Mikroskop und Zentrifuge vorhanden.

Lab. IV
Kleinmaterialien, Mikroskop, Zentrifuge sowie weitere Laborausstattung, z.B. Kühlschrank, Brutschrank, Klein-Photometer vorhanden (an kontinuierliche Stromversorgung gebunden).

I. Untersuchungsmethoden

A Urin

A.1 Betrachtung des Spontanurins

dunkelbraun
Konzentration bei Oligurie, Bilirubinausscheidung bei Hyperbilirubinämie.

hell- bis dunkelrot
Hämoglobinausscheidung bei akuter Hämolyse. (B 44)

dunkelrot bis schwarz
Hämoglobinurie (akute Hämolyse), ausgeprägte Makrohämaturie (schwere Cystitis, Nierenstein, Blasenbilharziose). (B 45)

schaumig
Vermehrung der Eiweißausscheidung.

milchig
Beimischung von Lymphflüssigkeit (Chylurie, z. B. bei lymphatischer Filariasis).

A.2 Biochemische Verfahren

A.2.1 Teststreifenmethoden

Nachweis	Stoffwechselprodukte (Eiweiß, Zucker, Bilirubin, Aceton), Blutzellen (Erythrozyten, Leukozyten).
Probe	Spontanurin, Mittelstrahlurin, Sammelurin.
Ausrüstung	Teststreifen. Es gibt Teststreifen für die einzelnen Nachweise oder Kombinationsteststreifen.
Prinzip	Semiquantitativer enzymatischer Nachweis.
Durchführung	Eintauchen der Teststäbchen in die Probe.
Auswertung	Ablesen des Farbumschlages und Vergleich mit vorgegebener Testskala (Herstelleranleitung beachten).

Vorteil Rasche und einfache Durchführung, gute Präzision, eigens für die Tropen konfektionierte Teststreifen erhältlich.

Nachteile Störmöglichkeiten durch Medikamentenausscheidung, durch unsachgemäße Lagerung der Teststreifen. Begrenzte Haltbarkeit (Verfallsdatum des Herstellers beachten).

A.2.2 Sulfosalicylsäureprobe zum Nachweis von Eiweiß

Probe Spontanurin, Mittelstrahlurin, Sammelurin (24 Stunden).

Ausrüstung Reagenzglas, 5-Sulfosalicylsäurelösung 20 % Merck Nr. 692.

Prinzip Eiweiß fällt durch Sulfosalicylsäure aus.

Durchführung 5 ml Urin im Reagenzglas. Zufügung von 5–10 Tropfen Sulfosalicylsäure, Ablesung sofort.

Auswertung Trübung zeigt vermehrte Eiweißausscheidung an.

Vorteil Sehr empfindlicher Eiweißnachweis, einfache und rasche Durchführung, geringe Ausrüstung.

Nachteile Nur qualitativer Nachweis, Interferenz mit Medikamentenausscheidung, z. B. orale Antidiabetika, Sulfonamide, Penicillin, Salicylate.

A.2.3 Reduktionsprobe zum Nachweis von Zucker

Probe Spontanurin, Sammelurin (24 Stunden).

Ausrüstung Reagenzglas, Nylander's Reagenz auf Zucker Merck Nr. 9029, Flamme.

Prinzip Glucose reduziert bei Wärme alkalische Wismut-Salzlösungen zu metallischem Wismut.

Durchführung 5 ml Urin mit 2 ml Nylander's Reagenz vermischen, genau 4 Minuten in siedendes Wasser stellen. Wasser darf nicht kochen. Sofortige Ablesung.

Auswertung Bei Glucose (oder anderen stark reduzierenden Substanzen) tritt Braun- oder Schwarzfärbung auf, zeigt bei einer Konzentration von 1 g/l positiv an.

Vorteil Einfach durchzuführende Probe.

Nachteile Für Glucose nicht spezifisch (Reduktionsprobe, Eiweiß und stark reduzierende Substanzen können positiven Ausfall vortäuschen). Lagerung des Reagenz bei bis zu 25 °C.

A.3 Mikroskopische Verfahren

A.3.1 Nativuntersuchung

Nachweis Erythrozyten, Leukozyten, Trichomonaden.

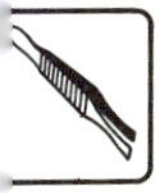

Probe Mittelstrahlurin.

Ausrüstung Mikroskop, Objektträger, Deckgläschen.

Prinzip Erythrozyten und Leukozyten sind bei starker Vermehrung im unzentrifugierten Urin und lebende Trichomonaden im frisch gelassenen Urin mikroskopisch erkennbar.

Durchführung Ein Tropfen des aufgeschüttelten Urins auf Objektträger auftragen, Deckgläschen. Durchmusterung mit dem Mikroskop.

Auswertung Nachweis von Erythrozyten oder Leukozyten in jedem Gesichtsfeld bei 80–100facher Vergrößerung zeigt eine Vermehrung dieser Zellen an.

Vorteil Rasch durchzuführende Untersuchung.

Nachteil Nur qualitativer Hinweis, nur bei ausgeprägter Vermehrung von Erythrozyten oder Leukozyten positiv.

A.3.2 Anreicherungsverfahren

Nachweis Blutzellen, Bakterien, Parasiten, Parasiteneier.

Probe Mittelstrahlurin (Nachweis von Blutzellen, Bakterien), letzte Portion einer Urinprobe (bei gezieltem Nachweis von Schistosomeneiern).

Ausrüstung Mikroskop, Zentrifuge, Zentrifugengläser, Objektträger, Deckgläschen.

Prinzip Mikroskopischer Nachweis im Sediment.

Durchführung Harnprobe umschütteln, Zentrifugenglas füllen, 3–5 Minuten bei 3000 UpM zentrifugieren, Überstand abgießen. Das Sediment wird mit dem zurücklaufenden Harntropfen kurz aufgeschüttelt und auf den Objektträger abgegossen. Deckgläschen auftragen. Mikroskopieren bei 320–400facher Vergrößerung.

Auswertung Erythrozyturie >10 Erythrozyten im Gesichtsfeld. Leukozyturie >20 Leukozyten im Gesichtsfeld. Einzelne Plattenepithelzellen gehören in das normale Urinsediment. Verbände von Plattenepithelien deuten auf Entzündung. Leukozytenzylinder sprechen für Pyelonephritis. Erythrozytenzylinder sprechen für Glomerulonephritis.
Reichliche Bakterienbeimischung Hinweis für einen bakteriellen Harnwegsinfekt nur bei einwandfrei abgenommenem Mittelstrahlurin und frischer Untersuchung. Trichomonaden sind im frischgelassenen Urin durch Eigenbeweglichkeit gut erkennbar.
Nachweis von Enterobius vermicularis-Eiern im Urin (selten).
Nachweis von Mikrofilarien (selten).
Nachweis von Schistosomeneiern (S. haematobium, S. intercalatum, gelegentlich auch S. mansoni) vorwiegend in der Endportion einer Urinprobe.

Vorteil Anreicherung von festen Bestandteilen des Urins und einfache Untersuchungstechnik, damit hohe diagnostische Wertigkeit.

Nachteil Störmöglichkeit bei längerem Stehenlassen des Urins vor der Untersuchung (Vermehrung von Bakterien, Auslaugen von Erythrozyten, Ausschlüpfen von Miracidien aus Schistosomeneiern).

A.3.3 Filtrationsverfahren

Nachweis Schistosomeneier.

Probe Spontanurin (bei schwerer Infektion), Sammelurin (bei leichter Infektion). Verwendet wird Urin in der Zeit zwischen 9–16 Uhr (circadiane Rhythmik der Eiausscheidung).

Ausrüstung Mikroskop, Urinsammelglas, Filterhalter, Polycarbonat-Filter Porengröße 12–14 µm (Nuclepore, Pleasanton, California, USA), Filterhalter Swinnex (Millipore, Durchmesser 25 mm, F 67120 Molsheim); Polyamidfilter Porengröße 20 (Nytrel TI HD 20, l'Union des Gazes à Bluter, F 42360 Panissière, B. P. 2), Wasserstrahlpumpe oder Saugpumpe, Trichter, Schlauch mit Schlauchklemme, 10 %ige Salzsäure Merck Nr. 316, Objektträger, Deckgläschen, 0,5 %ige Trypan-Blau-Lösung (Serva Nr. 47285).

Prinzip Filtration von größeren Urinvolumina. Quantitative Auswertung der auf dem Filter zurückgehaltenen Eier. Nachweis der Viabilität durch Trypan-Blau-Färbung.

Durchführung Sammel-Spontanurin läuft über einen Trichter durch den Filter (B 46). Beschleunigen des Filtrationsvorgangs mit Wasserstrahlpumpe oder Saugpumpe. Mehrfaches Nachspülen mit Wasser. Die Polycarbonat- oder Polyamidmembran wird auf einen Objektträger aufgebracht und ggfs. mit einem Tropfen 0,5 %iger Trypan-Blau-Lösung versetzt. Abdecken des Präparats mit Deckglas und Inkubation bei Raumtemperatur für etwa 3 Minuten (feuchte Kammer, um Austrocknen zu vermeiden). Mikroskopische Auswertung bei 80–100facher Vergrößerung.

Auswertung Vitale Eier bleiben ungefärbt und heben sich vom blauen Hintergrund ab, devitale Eier färben sich rötlich violett bis tiefblau an. (B 47, 48, 49, 50)

Vorteil Hohe Sensitivität, da wenige Eier in großen Urinvolumina nachgewiesen werden können. Gleichzeitige Prüfung der Viabilität.

Nachteil Zeitaufwand, Störmöglichkeiten durch Filterverstopfung (teilweise behebbar durch Spülung und Hinzufügung von 10 %iger Salzsäure während des Filtervorganges).

A.3.4 Einfache Kulturverfahren

Nachweis Bakterien und Sproßpilze.

Probe Mittelstrahlurin, Desinfektion des Harnröhrenausgangs, Auffang in einem sterilen Röhrchen.

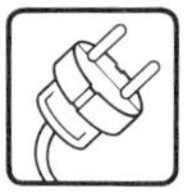

Ausrüstung Vorbereitete Röhrchen mit Nährbodenträger, z.B. Uricult® (Boehringer, Mannheim), Urotube® und Urotube M (Roche, Grenzach), Brutschrank.

Prinzip Auf zwei unterschiedlichen Nährböden werden lactosevergärende und nichtlactosevergärende Bakterien differenzierbar. Semiquantitative Keimzahlbestimmung durch Abschätzung der Koloniendichte.

Durchführung Nährbodenträger wird in den frischgewonnenen Urin eingetaucht und in einem sterilen Röhrchen verschlossen über 16–24 Stunden bei 35–37 °C (im Brutschrank) inkubiert.

Auswertung Nach Inkubation wird die Dichte der gewachsenen Kolonien auf den Nährbodenträger mit Musterbildern verglichen. Je nach Agar können gram-positive oder gram-negative Keime bestimmt werden.

Vorteil Einfache bakteriologische Technik, um eine signifikante Bakteriurie festzustellen. Außer der signifikanten Bakteriurie kann noch zwischen gram-positiven und gram-negativen Keimen unterschieden werden (wichtig für die Antibiotikabehandlung). Zur weiteren Differenzierung können die Keime in dem Röhrchen an ein bakteriologisches Labor weitergeschickt werden.

Nachteile Voraussetzung ist die Inkubation bei 37 °C in einem Brutschrank. Die Differenzierung der Bakterien ist nur sehr grob. Haltbarkeit bei 20 °C begrenzt, Verfallsdatum der Hersteller beachten.

A.4 Immunologische Untersuchungsmethoden

A.4.1 Schwangerschafts-Objektträgertest

Nachweis Human-Choriongonadotropin (HCG).

Probe Spontanurin, besser Morgenurin.

Ausrüstung Objektträger, z.B.: β-HCG Slide Test «Roche» oder Schwangerschaftsobjektträgertest «Roche» (Lagerung bei 4 °C notwendig), Stoppuhr.

Prinzip Das bei der Schwangerschaft im Urin ausgeschiedene HCG wird mit einer Agglutinations-Hemmungsreaktion nachgewiesen. Latexpartikel mit kovalent gebundenem HCG (Antigen) werden durch HCG-Antikörper agglutiniert. Die Agglutination wird verhindert, wenn das HCG Antiserum durch Versetzen mit Urin, der freies HCG enthält, neutralisisert wird.

Durchführung 1 Tropfen Urin und 1 Tropfen Antiserum auf Objektträger geben und mit Rührstäbchen mischen. Dann 1 Tropfen Antigen zugeben, ebenfalls mischen. Objektträger 2 Min. vorsichtig schwenken. Nach genau 2 Min. Resultat ablesen.

Auswertung Keine Agglutination zeigt nachweisbare HCG-Konzentration an (Schwangerschaft, Blasenmole, Chorionepitheliom, selten Menopause, bei Männern Hodentumoren). Körnige Agglutination bei nicht nachweisbarer HCG-Konzentration = negatives Resultat.

Vorteil Rascher HCG-Nachweis im Urin, zur Bestätigung oder Ausschluß einer Schwangerschaft. Hochempfindlich, bereits ca. 12 Tage nach Ausbleiben der Regelblutung positiver Ausfall.

Nachteil Negative Resultate bei Frühgravidität, Extrauteringravidität, falsch positive Resultate in seltenen Fällen bei Menopause, Endokrinopathien. Beeinflussung durch Medikamente. Immunologische Reagentien weisen eine beschränkte Haltbarkeit selbst unter definierten Bedingungen auf (Verfallsdaten des Herstellers beachten).

B Stuhl

B.1 Betrachtung und Beschaffenheit des Stuhls

Wäßrig

Schleimig-blutig
Hinweis auf eine Dickdarmentzündung (B 51).

Schwarzfärbung
Blutungen aus dem oberen Gastrointestinaltrakt.

Lehmgraue Färbung
Hinweis für Cholestase oder Pankreasinsuffizienz.

Schleimauflagerungen
auf festem, geformten Stuhl sprechen für Colitis oder Proktitis.

Blutauflagerungen
auf festem, geformten Stuhl sprechen für Proktitis oder Hämorrhoidalblutung oder tiefsitzendes Malignom.

Blutuntermischung
weicher Stuhl durchsetzt mit Blutkoageln, spricht für Blutung bzw. Malignom im Darmtrakt.

Madenwürmer
Oxyguren (Enterobius vermicularis) sind als kleine bewegliche Madenwürmer im Stuhl erkennbar.

Spulwürmer (Ascariden)
sind im Stuhl leicht erkennbar als lange schlauchartige Gebilde.

Bandwurmglieder
Proglottiden von Bandwürmern sind im Stuhl ebenfalls erkennbar. Häufig noch Eigenbeweglichkeit (cave! Verwechslung mit Spulwürmern).

Finnen
Echinokokkenblasen sind als weinbeerartige prall-elastische Gebilde erkennbar (B 52).

Egel
Adulte Egel sind nach medikamentöser Abtreibung im Stuhl auffindbar (B 67).

B.2 Biochemische Verfahren

Nachweis Okkultes Blut.

Probe Frischer Stuhl.

Ausrüstung Testbriefchen, z.B. Colo-Rectal-Test «Roche» oder Haemocult® – Röhm Pharma. Haltbarkeit bis zu 2 Jahren.

Prinzip Guajak-Harz, eine oxidierbare Substanz, wird in Gegenwart einer Peroxidase durch Wasserstoffperoxid in eine höhere Oxidationsstufe überführt und verfärbt sich bläulich. Hämoglobin hat pseudoperosidatische Eigenschaften und katalysiert die Reaktion.

Durchführung Je eine linsengroße Stuhlprobe wird mit einem Spatel auf eines der beiden Testfelder des Hämocult-Briefchens gleichmäßig und vollständig verstrichen (Herstelleranleitung beachten).

Auswertung Auf die vollständig getrockneten Briefchen werden je 2 Tropfen Entwicklerlösung (Wasserstoffperoxid) zentral aufgetropft. Nach 30 Sek. wird okkultes Blut durch Blaufärbung angezeigt (positives Resultat).

Vorteil Einfache Durchführung. Der Patient kann die Stuhlprobe selbst aufstreichen, hohe Empfindlichkeit bei Vorhandensein von aus Erythrozyten freigesetztem Hämoglobin.

Nachteil Vitamin-C-haltige Medikamente können positives Resultat vortäuschen. Die Testbriefchen dürfen nicht höheren Temperaturen ausgesetzt werden. Verfallsdaten beachten.

B.3 Mikroskopische Verfahren

B.3.1 Direktuntersuchungen

Nachweis Enterobius vermicularis (Oxyuren, Madenwürmer)

Probe Analsekret.

Ausrüstung Mikroskop, Objektträger, Cellophan-Klebestreifen (z.B. Tesa-Film), Toluol (Merck Nr. 8325), Deckgläschen, möglichst Handschuhe.

Prinzip Wurmeier bleiben auf dem Klebestreifen haften.

Durchführung 4 Klebestreifen an aufeinanderfolgenden Tagen morgens vor dem Stuhlgang und vor dem Waschen mit der Klebeseite mehrmals gegen die Anal- und Perianalhaut andrücken (Vorsicht Infektionsgefahr). Danach Aufkleben auf Objektträger, Zugabe eines Tropfens Toluols, Abdecken mit Deckgläschen, mikroskopieren bei 80–250facher Vergrößerung.

Auswertung Direkter Nachweis der Eier der Enterobius vermicularis (Abb. 4, B 61).

Vorteil Sicherste Methode des Nachweises von Enterobius vermicularis. Einfache Durchführung.

Nachteile Untersuchung an mehreren aufeinanderfolgenden Tagen notwendig.

Nachweis Differenzierung von Bandwurmgliedern.

Probe Isolierte Bandwurmglieder aus dem Stuhl.

Ausrüstung Mikroskop, Objektträger, Glycerin (Merck Nr. 4091).

Prinzip Proglottiden werden gequetscht und mit Glycerin zur Verbesserung der Durchsichtigkeit versetzt. Auszählung von Uterusästen.

Durchführung Bandwurmglieder werden zwischen zwei Objektträgern gequetscht. Mikroskopisch werden die Uterusäste ausgezählt (25–100fache Vergrößerung).

Auswertung Taenia solium: 7–12 Uterusäste auf einer Seite, Taenia saginata: 15–30 Uterusäste auf einer Seite.

Vorteil Einfache Durchführung.

Nachteil –

B.3.2 Aufschwemmungen

Nachweis Blutkörperchen, Protozoen, Eier und Larven von Helminthen.

Probe Erbsgroße frische Stuhlprobe.

Ausrüstung Mikroskop, Objektträger, Deckgläschen, Holzspatel, 0,9 %ige Kochsalzlösung, 1 %ige Eosin-Lösung (Merck Nr. 1345), Lugolsche Lösung (Merck Nr. 9261).

Prinzip Direkter mikroskopischer Nachweis in der frischen Stuhlprobe. Eosin-Lösung wirkt als Kontrastfärbung. Lugolsche Lösung färbt einige Amöbenkerne (Chromatinring).

Durchführung Mit einem Holzstäbchen wird etwas Stuhl auf einen Objektträger aufgetragen und mit einem Tropfen NaCL-Lösung aufgeschwemmt. Zur Kontrastfärbung 1 Tropfen Eosin-Lösung zugeben, zur Amöbenfärbung 1 Tropfen Lugolsche Lösung zugeben.

Auswertung Mikroskopische Untersuchung bei 100–1000facher Vergrößerung. Reichlich Leukozyten und Erythrozyten: z.B. Shigellose, relativ wenig Leukozyten und reichlich Erythrozyten: z.B. Amöbiasis. Trophozoiten von Entamoeba histolytica sind in der frischen Stuhlprobe beweglich. Strongyloides stercoralis-Larven sind in der frischen Stuhlprobe ebenfalls beweglich. Hakenwurmlarven können bei langem Stehen schlüpfen. Zur Differenzierung der Amöben und Lamblien siehe Abb. 3, Abb. 4, B 55.

Vorteil Einfache Verarbeitung.

Nachteil Da keine Anreicherung eingeschränkte Treffsicherheit. Rasche Verarbeitung der Probe notwendig.

B.3.3 Dicker Ausstrich nach Kato

Nachweis Helmintheneier (bevorzugt für den Nachweis von Schistosomeneiern).

Probe Frische Stuhlprobe.

Ausrüstung Mikroskop, Objektträger, Holzstäbchen oder -spatel, feines Drahtsieb, Cellophanpapier, Glycerin-Malachit-Lösung: 100 ml Glycerin (Merck Nr. 4091), 1 ml wäßrige Malachitgrünlösung 3 % (Merck Nr. 1398), 100 ml Aqua dest.
Komplett konfektionierte OVO-FEC Kits (Boehringer, Mannheim).

Prinzip Ein Direktausstrich wird nach Aufhellung durch Glycerin-Malachitgrün durchsichtig. Die Helmintheneier werden als nicht transparente Abbilder erkennbar.

Durchführung Eine kleine Stuhlprobe wird durch ein feines Drahtsieb passiert. Der passierte Stuhlbrei wird mit einem Spatel auf einem Objektträger ausgestrichen. Der Ausstrich wird mit einem Cellophanstreifen abgedeckt. Die Cellophanstreifen müssen zuvor 24 Stunden in einer Glycerin-Malachitgrün-Lösung eingeweicht werden. Nach Aufbringen des eingeweichten Cellophanstreifens wird 1–2 Stunden später mikroskopiert.

Auswertung Identifikation und Differenzierung der Helminthen-Eier (Abb. 4).

Vorteil Einfacher Direktnachweis von Schistosomeneiern. Durch Standardisierung semiquantitative Auswertung möglich.

Nachteil Präparation von Cellophanstreifen über 24 Stunden, geringere Sensitivität gegenüber Anreicherungsverfahren, nur bei ausgeprägter Infektion positiv (Probenmenge!).

B.3.4 Anreicherungsverfahren

a) Telemann

Nachweis Helmintheneier.

Probe Frische Stuhlprobe.

Ausrüstung Mikroskop, Zentrifuge, Zentrifugengläser, 25%ige Salzsäure (Merck Nr. 316), Diäthyläther (Merck Nr. 921), Deckgläschen, Objektträger, Glasstab oder Holzspatel, feinmaschiges Drahtsieb oder eine Lage Mull, Trichter.

Prinzip Es handelt sich um eine Dichtegradientenzentrifugation, wobei die schweren Bestandteile, wie Helmintheneier, Muskelfasern, Zellulosestückchen im Sediment verbleiben.

Durchführung Bohnengroße Stuhlprobe wird in einem Zentrifugenglas mit 7 ml verdünnter Salzsäure (1 Teil konzentrierte Salzsäure + 1–2 Teile Wasser) aufgeschwemmt. Durchmischen, bis sich eine feine Suspension bildet. Zugabe einer gleichen Menge Äther, kräftig schütteln, dann durch ein Drahtsieb oder eine Lage Mull sieben. Zentrifugation 1 Min. bei 2000 UpM. Es bilden sich vier Schichten (B 53). Verwertet wird das Sediment, nachdem der oben entstehende Propfen vorsichtig gelöst ist und der Überstand abgegossen ist. Auflegen eines Deckglases.

Auswertung Identifikation und Differenzierung der Helmintheneier.

Vorteil Anreicherung von Helmintheneiern.

Nachteil Die Methode ist zum Nachweis von Protozoen nicht geeignet.

b) MIF – Konzentration (Merthiolat-Jod-Formaldehyd-Konzentration)

Nachweis Helmintheneier und Protozoen.

Probe Frische Stuhlprobe.

Ausrüstung Mikroskop, Zentrifuge, Zentrifugengläser, Objektträger, Deckgläser, Glasstab, Trichter, Holzspatel, Drahtnetz (oder Mull), Diäthyläther (Merck Nr. 921), Merthiolat-Formaldehyd-Lösung: Aqua destillata 250 ml, Merthiolat-Lösung 0,1 % (Serva Nr. 11340) 200 ml, Formaldehyd (Merck Nr. 3999) 25 ml, Glycerin (Merck Nr. 4091) 5 ml. Lugolsche Lösung (Merck Nr. 9261), Glastrichter, Holzstäbchen, Objektträger, Deckgläschen, Pipetten.

Prinzip Durch die Merthiolat-Formaldehyd-Lösung werden die Stuhlinhalte fixiert und konserviert. Durch Zusatz von Lugolscher Lösung werden die glykogenhaltigen Strukturen der Amöben angefärbt. Durch Dichtegradientenzentrifugation wird eine Anreicherung der Darmparasiten erreicht.

Durchführung Eine bohnengroße Stuhlprobe wird mit 5 ml Merthiolat-Formaldehyd-Lösung und 1 ml Lugolscher Lösung durchmischt. 7 ml Diäthyläther wird zu dieser Lösung dazugegeben. Die geschüttelte Suspension wird durch ein Drahtsieb gefiltert, nach 2 Minuten Stehen über 1 Minute bei 1600–2000 UpM zentrifugiert. Nach Lösen des Detrituspropfes und Abgießen des flüssigen Überstandes wird das Sediment auf den Objektträger aufgetropft. Auflegen eines Deckglases. Gesamtes Sediment durchmustern (B 53).

Auswertung Mikroskopieren und Differenzieren von Helmintheneiern und Helminthenlarven bei 40–100facher Vergrößerung; von Protozoen bei 800–1000facher Vergrößerung mit Ölimmersion (B 54, 56, 57, 58, 59, 60, 61, 62, 68, 69, 70, 71, 74).

Vorteil Protozoen und Helmintheneier werden in einem Arbeitsgang differenziert. Die Probe läßt sich in Merthiolat-Formaldehyd-Lösung über Jahre konservieren.

Nachteil Vegetative Formen von Amöben sind immobilisiert und schwerer erkennbar gegenüber einer Nativuntersuchung. Die Differenzierung von Proglottiden von Taenia saginata und Taenia solium ist durch die Fixation erschwert.

c) Baermann-Methode

Nachweis Larven von Strongyloides stercoralis.

Probe Frische Stuhlprobe.

Ausrüstung Mikroskop, Spitzglas, Wasserbad, Stoff- oder Mullsäckchen, Objektträger, Deckgläschen (evtl. Zentrifuge), Handschuhe.

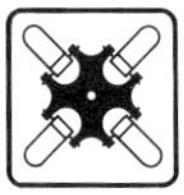

Prinzip Nach Inkubation einer in einem Mullsäckchen befindlichen Stuhlprobe in 40 °C warmem Wasser wandern die Larven nach einigen Stunden aus und sammeln sich im Sediment.

Durchführung Eine größere Stuhlprobe wird in einem Mull- oder Stoffsäckchen verschlossen und frei in ein 40 °C warmes Wasserbad gehängt. Am besten eignet sich ein großes Spitzglas. Nach mehreren Stunden wandern die Larven aus und sammeln sich am Boden des Spitzglases. Das Sediment wird auf den Objektträger aufgetragen und mit einem Deckgläschen bedeckt.
Statt des Spitzglases kann auch ein großer Trichter verwendet werden. Der Trichter wird unten mit einem Schlauch und einer Schlauchklemme verschlossen. Nach Öffnen der Klemme werden 10 ml in ein Zentrifugenröhrchen abgelassen; bei 2000 UpM zentrifugieren. Das Sediment wird auf einen Objektträger aufgetropft und bei 40–100facher Vergrößerung untersucht (Vorsicht Infektionsgefahr).

Auswertung Identifikation der meist noch beweglichen Larven (B 62).

Vorteil Anreicherung durch die aktive Migration der Larven ohne Überdeckung durch andere Stuhlbestandteile.

Nachteil Nur für den spezifischen Nachweis von Strongyloides stercoralis-Larven verwendbar. Das Wasser muß über mehrere Stunden bei einer bestimmten Temperatur gehalten werden (Infektionsgefahr).

C Blut

C.1 Betrachtung

C.1.1 Betrachtung des Nativblutes

Probe Venenblut.
Bei längerem Stehen setzt sich das Serum vom Blutkuchen ab. Eine Hyperbilirubinämie ist durch die Gelbfärbung des Serums leicht erkennbar (B 10).
Bei einer akuten schweren intravasalen Hämolyse bleibt das Serum durch freies Hämoglobin rotgefärbt (z. B. Schlangenbiß, Infektion durch Gasbranderreger, etc.) (B 12).

C.1.2 Hämoglobin nach Talquist

Nachweis Hämoglobin.

Probe Kapillarblut.

Ausrüstung Lanzette, Filtrierpapier, Farbskala (nach Talquist).

Prinzip Es wird ein direkter Farbvergleich durchgeführt zwischen einem angetrockneten Bluttropfen und einer Vergleichsskala.

Durchführung Aufbringen eines Tropfen Kapillarblut auf Filterpapier. Vergleich des angetrockneten Tropfens mit der Farbskala bei natürlichem Licht.

Vorteil Praktisch ohne Ausrüstung durchzuführender Hämoglobinnachweis.

Nachteil Es handelt sich um eine sehr grobe qualitative Farbvergleichsmethode. Nur anzuwenden, wenn keine andere Laborausrüstung verfügbar ist.

C.1.3 Blutkörpersenkungsgeschwindigkeit nach Westergren (BSG)

Nachweis Sedimentationsgeschwindigkeit der Erythrozyten im antikoagulierten Blut.

Probe Citratblut.

Ausrüstung Blutsenkungspipetten graduiert von 0–200 mit Gestell nach Westergren, Natrium-Citrat-Lösung 3,8 % (Merck Nr. 9360), 2 ml Spritzen, Kanülen.

Prinzip Es handelt sich um eine Plasma-Labilitätsreaktion, wobei die Sedimentationsgeschwindigkeit der Erythrozyten wesentlich von der Zusammensetzung der Plasmaproteine abhängt.

Durchführung In die mit 0,4 ml der sterilen Natrium-Citrat-Lösung vorbereiteten Spritze wird 1,6 ml Venenblut aufgezogen. Nach Durchmischung wird das Citrat-Blut in die Blutsenkungspipette bis zur Marke 0 aufgezogen.

Auswertung Nach einer Stunde und nach 2 Stunden werden die Grenzen zwischen Erythrozytensäule und Plasmaschicht abgelesen. Bei entzündlichen oder konsumierenden Erkrankungen ist die BSG erhöht. Bei starker Erhöhung der Erythrozytenzahl (z.B. Polyglobulie, Polycythämie) ist die BSG niedrig. Bei einer Erniedrigung des Fibrinogens ist die BSG niedrig. Eine Schleiersenkung findet sich bei Kryoglobulinämie, Paraproteinämien (B 11).

Vorteil Suchreaktion für entzündliche Erkrankungen.

Nachteil Unspezifische Untersuchung. Fehlermöglichkeiten durch Medikamente (Corticoide und Salicylate verlangsamen die BSG). Sonneneinstrahlung oder Temperaturerhöhung beschleunigen die Senkungsgeschwindigkeit.

C.1.4 Mikrohämatokrit

Nachweis Anteil der corpuskulären Bestandteile des Blutes.

Probe Kapillarblut mit Heparin versetzt.

Ausrüstung Lanzette, Mikrohämatokritzentrifuge (Mikrohämatokritaufsatz auf kleine Tischzentrifuge), heparinisierte Kapillarröhrchen, Kittmasse, Ablesegerät (Meßschiene, Ablesekarte), falls kein Kitt verfügbar, Flamme.

Prinzip Durch hohe Zentrifugiergeschwindigkeit wird das durch ein heparinisiertes Mikrohämatokritröhrchen aufgesaugte Blut in seine Bestandteile aufgetrennt.

Durchführung Einstich der Fingerbeere oder des Ohrläppchens mit einer Lanzette, Ansaugen des Blutes durch das heparinisierte Kapillarröhrchen, Verschluß des Kapillarröhrchens mit Kitt. Ist kein Kitt verfügbar, kann die Kapillare durch eine Flamme zugeschmolzen werden. 5minütige Zentrifugation in einer hochtourigen Mikrohämatokritzentrifuge bei 11000–12000 UpM. Die Ablesung des Hämatokrits erfolgt in Prozent anhand einer vergleichenden Meßschiene (Ablesekarte).

Auswertung Der Hämatokrit dient der einfachen Volumenbestimmung der festen Blutbestandteile des Blutes und entspricht bei normalen Leukozytenzahlen etwa der Erythrozytenmasse. Bei deutlich erhöhten Leukozytenzahlen (Leukokrit >1 %) muß zur Bestimmung der Erythrozytenmasse der Leukokrit abgezogen werden. Bei Zentralisation des Kreislaufes ist der Hämatokrit erhöht, bei Überwässerung erniedrigt.

Vorteile Gute Reproduzierbarkeit, relativ einfache Ablesemethode. Für den praktischen Gebrauch kann der Hämato,rit die Hb-Messung ersetzen. Guter und einfacher Parameter zur Verlaufskontrolle einer Rehydratation oder einer Überwässerung.

Nachteil Zu langes Liegenlassen des Mikrohämatokritröhrchens erhöht den Wert.

C.2 BiochemischeVerfahren

C.2.1 Sahli

Nachweis Salzsaures Hämatin.

Probe Kapillarblut.

Ausrüstung Farbstabhämometer nach Sahli, Kapillarpipette zur Hämoglobinbestimmung, 10 %ige Salzsäurelösung (Merck Nr. 316), destilliertes Wasser.

Prinzip Es handelt sich um einen Farbvergleich einer vorgegebenen Farbskala mit der Lösung, in der sich das Hämoglobin zu Hämatin umgebildet hat.

Durchführung In das Röhrchen im Hämoglobinometer wird bis zur Marke 10 Salzsäure eingefüllt. Mit der Kapillarpipette wird Blut bis zur Marke 20 aus dem Ohrläppchen oder der Fingerbeere angesaugt. Nach 5 Minuten wird die Hämatinlösung mit destilliertem Wasser verdünnt, bis Farbgleichheit zwischen den Röhrchen und den Glasstäben des Sahli-Hämometers erreicht ist. Danach kann der Hämoglobinwert abgelesen werden.

Auswertung Durch den Farbvergleich wird das Hämoglobin geschätzt.

Vorteil Hämoglobinmessung mit relativ einfacher Ausstattung.

Nachteil Große Fehlerbreite, erhebliche Störmöglichkeiten durch unterschiedliche Umwandlung des Hämoglobins in Hämatin und subjektive Ablesefehler des Untersuchers. Nur anzuwenden, wenn keine andere Laborausrüstung verfügbar ist.

C.2.2 Harnstoff (semiquantitiv)

Probe Serum.

Ausrüstung Teststreifen (z. B. Urastrat®, Gödecke), Reagenzglas, Stoppuhr, Meßblatt.

Prinzip Harnstoff wird durch Urease in Ammoniak und Kohlendioxid gespalten. Durch die im Teststreifen vorhandenen Substanzen wird die Bildung von Ammonium-Tartrat mittels eines Farbindikators angezeigt.

Durchführung 0,2 ml Serum in ein Reagenzglas pipettieren, ohne daß das Serum mit der Wand des Glases in Berührung kommt. Der Teststreifen wird bis zum Boden des Glases eingeführt. Nach 30 Minuten Teststreifen entnehmen, Meniskus der gelbgrauen Übergangszone markieren.

Auswertung Anhand einer beigefügten Ableseschablone kann vom Teststreifen direkt die Konzentration des Harnstoffs im Serum abgelesen werden. Bei erhöhten Werten (Harnstoff >160 mg %) ist eine erneute Untersuchung nach Verdünnung erforderlich (Herstelleranleitung beachten).

Vorteil Einfach durchzuführende Teststreifenuntersuchung.

Nachteil Es handelt sich lediglich um eine semiquantitative Methode. Begrenzte Haltbarkeit der Teststreifen, Lagerung bei 4°C erforderlich.

C.2.3 Blutzucker

Nachweis Semiquantitative Glukosebestimmung.

Probe Kapillarblut oder Venenblut.

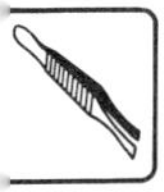

Ausrüstung Teststreifen (z.B. Boehringer-Mannheim), Stoppuhr, Lanzette (oder 2 ml-Spritze mit Kanüle), Farbvergleichsskala.

Prinzip Die im Teststreifen aufgetragenen Substanzen spalten den Blutzucker, dadurch wird eine Farbänderung des eingebrachten Chromogens verursacht.

Durchführung Auf der bedruckten Seite des Teststreifens einen Bluttropfen verteilen, so daß die gesamte Fläche bedeckt ist. Mit Wasser nach genau 60 sek. abspülen. Färbung mit der Farbskala vergleichen. Herstelleranleitung genau beachten.

Auswertung Der Glukosespiegel kann durch den Farbvergleich abgeschätzt werden.

Vorteile Einfach durchzuführende Methode, wenig zeitaufwendig.

Nachteil Haltbarkeit des Teststreifen begrenzt (Herstelleranleitung beachten). Es kann nur die Größenordnung der Blutzuckerwerte anhand der Farbvergleichsskala abgeschätzt werden.

C.2.4 Einfache photometrische Bestimmungen

Nachweis Quantitative Glucosebestimmung bzw. quantitative Harnstoffbestimmung.

Probe Kapillarblut oder antikoaguliertes Venenblut.

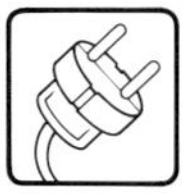

Ausrüstung Z. B. Reflotest®-Teststreifen (Boehringer, Mannheim), z. B. Reflomat® (Boehringer, Mannheim), Lanzette, 2 ml Spritze mit Kanüle, Stoppuhr, Tupfer.

Prinzip Sowohl die Harnstoff-Teststreifen-Untersuchung als auch die Blutzucker-Teststreifen-Untersuchung können durch eine einfache photometrische Bestimmung verbessert werden. Es handelt sich dabei jeweils wie bei den einfachen Teststreifenmethoden um Indikatoren durch Farbumschlag, die nicht direkt mit dem Auge anhand einer Vergleichsskala, sondern mit einem Photometer abgelesen werden (Herstelleranleitung beachten).

Durchführung Auf der bedruckten Seite des Teststreifens einen Bluttropfen verteilen, so daß die gesamte Fläche bedeckt ist. Mit Wasser oder Tupfer nach genau 60 sek. abspülen bzw. abwischen. Teststreifen in die vorgeschriebene Öffnung des Reflomaten stecken. Anzeigeinstrument durch Drehen eines Knopfes in Mittelstellung bringen und gemessenen Blutzucker- bzw. Harnstoffwert an der mitgebrachten Skala ablesen.

Vorteile Einfach durchzuführende Methode.

Nachteile Photometer (z. B. Reflomat®) erforderlich. Lagerungstemperaturen und Verfallsdaten der Teststreifen beachten (für die Bereiche der Blutzucker- bzw. Harnstoffwerte Herstelleranleitung beachten).

C.3 Mikroskopische Verfahren

C.3.1 Direktuntersuchungen

C.3.1.1 Untersuchung auf Parasiten im Vollblut

Nachweis Mikrofilarien, Trypanosomen im Blut.

Probe Antikoaguliertes Venenblut.

Ausrüstung 2 ml-Spritze, Kanüle, Objektträger, Deckgläschen, 3,8 % Natrium-Citrat-Lösung, Mikroskop.

Prinzip Im ungerinnbar gemachten Blut lassen sich die beweglichen Parasiten erkennen.

Durchführung Venenblut wird in die mit 0,4 ml Natrium-Citrat-Lösung gefüllte Spritze aufgezogen und durchmischt. Das Blut wird auf den Objektträger abgetropft, mit einem Deckgläschen bedeckt und mikroskopiert.

Auswertung Die beweglichen Parasiten (Mikrofilarien bei 80–100×, Trypanosomen bei 360–400× Vergrößerung), werden mikroskopisch nachgewiesen und differenziert.

Vorteil Einfach durchzuführende Untersuchung.

Nachteile Es handelt sich um ein Direktverfahren, das nur bei hoher Parasitendichte im Blut einen Nachweis ergibt.

C.3.1.2 Untersuchung auf Sichelzellanämie im Vollblut

a) Nachweis Sichelzellen.

Probe Kapillarblut, antikoaguliertes Venenblut.

Ausrüstung 2 %ige wäßrige Lösung von Natrium-disulfit (Merck Nr. 6528) (die Lösung muß frisch bereitet sein, sie ist nur im Laufe des Tages der Herstellung verwendbar). Objektträger Deckgläschen, Vaseline, Mikroskop (2 ml Spritze, Kanüle, 3,8 % Natrium-Citrat-Lösung).

Prinzip Unter Sauerstoffmangel läßt sich das Sichelzellphänomen bei HbS-Anomalie nachweisen.

Durchführung 2–3 Tropfen der Natrium-disulfit-Lösung auf einen Objektträger, 1–2 Tropfen Kapillarblut oder Venenblut hinzufügen. Gut durchmischen und mit Deckgläschen abdecken. Das Deckgläschen wird mit Vaseline ringsherum abgedichtet, so daß kein Sauerstoff eindringen kann.

Auswertung Nach 30minütiger Inkubation bei Zimmertemperatur werden die Erythrozyten mikroskopisch bei 800–1000facher Vergrößerung beurteilt, ob eine Sichelung eingetreten ist (B 16).

Vorteil Einfach durchzuführende Methode, wenig zeitaufwendig.

Nachteile Bei jeder Untersuchung muß das Reagenz frisch hergestellt werden. Eine Unterscheidung zwischen HbSS und HbAS ist nicht möglich.

b) Nachweis Sichelzellen (Modifikation ohne Natriumdisulfit).

Probe Kapillar- bzw. antikoaguliertes Venenblut.

Ausrüstung Objektträger, Lanzette, Vaseline, Deckgläschen, Brutschrank, feuchte Kammer (2 ml Spritze mit Kanüle, 3,8 % Natrium-Citrat-Lösung), Mikroskop.

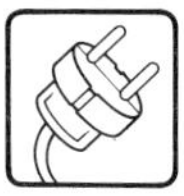

Prinzip Die Reduktion des Sauerstoffs wird durch 24stündige Inkubation des Objektträgers im Brutschrank erreicht. Die Sichelung ist danach abzulesen.

Durchführung 1–2 Tropfen Kapillarblut auf den Objektträger, mit Deckgläschen bedecken, die Ränder des Deckgläschens mit Vaseline abdekken. Einbringen in feuchte Kammer und bei 37 °C über 24 h liegenlassen.

Auswertung Nach 24stündiger Inkubation mikroskopische Beurteilung der Erythrozyten.

Vorteil Einfach durchzuführende Methode.

Nachteil Zeitlicher Aufwand, Brutschrank erforderlich.

C.3.2 Aufschwemmungen

a) Leukozytenzählung

Nachweis Kernhaltige Blutkörperchen.

Probe Kapillarblut oder antikoaguliertes Venenblut (EDTA bzw. Heparin).

Ausrüstung

Leukozytenpipette, Neubauer, Zählkammer, geschliffenes Deckglas, Türks Lösung (Merck Nr. 9277) oder 3 % Essigsäurelösung (Merck Nr. 58 E), Trichter, Filterpapier, Mikroskop, Lanzette (oder 2 ml Spritze mit Kanüle).

Prinzip

Leukozyten werden mit Türks Lösung oder 3 %iger Essigsäure verdünnt und in der Neubauer-Zählkammer in einem definierten Volumen ausgezählt. Die Essigsäure lysiert die Erythrozyten, Gentinaviolett der Türks Lösung (bzw. Essigsäure) färbt die Zellkerne zur besseren Erkennung.

Durchführung

Pipette wird mit der Blutprobe bis zur Marke 1 aufgezogen, die unmittelbar zuvor gefilterte Türksche Lösung bis zur Marke 11 dazugemischt. Einige Minuten schütteln, Verwerfen von einigen Tropfen, Füllen der mit dem geschliffenen Deckglas versehenen Zählkammer (Newtonsche Ringe beachten).

Auswertung

Auszählen der Leukozyten in den vier Eckquadraten der Neubauer Zählkammer bei 160–250facher Vergrößerung, Multiplikation der erhaltenen Zellzahl mit Faktor 25 ergibt die Leukozytenzahl pro μl.
Bei hoher Leukozytenzahl wird die Leukozytenpipette entweder nur bis 0,5 mit Blut aufgezogen (Verdünnung 1:20, Multiplikation mit 50) oder man benutzt eine Erythrozytenpipette.

Vorteil

Einfach durchführbare Methode.

Nachteil

Saubere Durchführung erforderlich, so daß nicht durch aufgesaugte Luftblasen eine Veränderung des Ausgangsvolumens erfolgt.
Unterschied zwischen Kapillar- und Venenblut beachten! Im Kapillarblut ist die Leukozytenzahl etwas höher als im Venenblut.

b) Erythrozytenzählung

Nachweis

Erythrozyten im Blut.

Probe

Kapillarblut oder antikoaguliertes Venenblut (EDTA bzw. Heparin).

Ausrüstung

Erythrozytenpipette nach Thoma, Neubauer-Zählkammer, geschliffenes Deckglas, Lanzette, Mikroskop, Hayems Reagenz (Merck Nr. 9260), 2 ml Spritze mit Kanüle.

Prinzip

Erythrozyten werden mit Hayems Reagenz verdünnt und in einem definierten Volumen in der Neubauer-Zählkammer ausgezählt.

Durchführung Pipette mit der Blutprobe bis zur Marke 0,5 aufziehen, dann Hayems Reagenz bis Marke 101 aufsaugen, einige Minuten schütteln. Verwerfen von einigen Tropfen, Füllen der eingedeckelten Zählkammer (Newtonsche Ringe beachten).

Auswertung Auszählen der Erythrozyten bei 160–250facher Vergrößerung in 80 kleinsten Quadraten = 5 mittleren Quadraten à 16 Kleinstquadrate, Multiplikation mit Faktor 10000 ergibt die Anzahl der Erythrozyten pro µl Blut.

Vorteil Einfach durchführbare Methode.

Nachteil Zeitaufwendiger gegenüber einer Mikrohämatokrit- oder einfachen Hb-Bestimmung.

c) Thrombozytenzählung

Nachweis Thrombozyten im Blut.

Probe Kapillarblut oder antikoaguliertes Venenblut (EDTA bzw. Heparin).

Ausrüstung Erythrozytenpipette nach Thoma, Neubauer-Zählkammer, geschliffenes Deckglas, Lanzette, 2 ml Spritze mit Kanüle, feuchte Kammer, 1 % Ammonium-Oxalat-Lösung (Merck Nr. 1192), Mikroskop, Grünfilter, Trichter, Filterpapier.

Prinzip Die Erythrozyten werden durch die hypotone Ammonium-Oxalat-Lösung lysiert, unter Verhinderung einer Verklumpung der Thrombozyten. In der Zählkammer leuchten die Thrombozyten bei der Betrachtung mit dem Grünfilter gut auf.

Durchführung Ammonium-Oxalat-Lösung filtrieren. In der Erythrozytenpipette Blut bis zur Marke 1,0 aufziehen. Anschließend bis Marke 101 mit Ammonium-Oxalat-Lösung auffüllen. Über mehrere Minuten gut schütteln. Verwerfen der ersten Tropfen. Einfüllen in die eingedeckelte Zählkammer (Newtonsche Ringe beachten), für ca. 20 Min. in einer feuchten Kammer stehenlassen.

Auswertung Auszählen der aufleuchtenden Thrombozyten in 16 kleinen Quadraten = einem Eckquadrat.
Gezählte Zellen mit Faktor 1000 multiplizieren, ergibt die Zahl der Thrombozyten pro µl Blut. Bei niedriger Thrombozytenzahl werden mehrere Eckquadrate gezählt. Beispiel: in 3 Eckquadraten finden sich zusammen 30 Thrombozyten. Das ergibt:
$\frac{30 \times 1000}{3} = 10\,000$ Thrombozyten/µl.

Vorteil Einfach durchführbare Methode.

Nachteil In der ungefilterten Ammonium-Oxalat-Lösung können Schmutzpartikel fälschlicherweise als Thrombozyten gezählt werden. Bei Malariainfektion werden Parasiten fälschlicherweise als Thrombozyten gezählt. Zeitaufwendig im Vergleich zu einer Thrombozytenschätzung im peripheren Ausstrich.

C.3.3 Färbeverfahren

a) Peripherer Blutausstrich

Nachweis Semiquantitative Thrombozytenzählung, semiquantitative Zählung kernhaltiger Zellen, Differenzierung kernhaltiger Zellen, Erythropzytenmorphologie, Differenzierung von Blutparasiten.

Probe Kapillarblut oder antikoaguliertes Venenblut (EDTA oder Heparin).

Ausrüstung Mikroskop, Lanzette, Objektträger, Deckgläschen, Färbebänkchen, Färbelösungen für Färqeverfahren (siehe Kapitel II), Färbeküvetten (2 ml Spritze mit Kanüle).

Prinzip Durch eine panoptische Färbung werden alle Blutzellen und Parasiten angefärbt und lassen durch Schätzung bzw. proportionale Auszählung eine semiquantitative Analyse und Differenzierung zu.

Durchführung Ausstreichen eines Bluttröpfchens auf einen entfetteten Objektträger mit einem zweiten Objektträger oder einem Deckgläschen, antrocknen lassen. Schnellfärbeverfahren, z. B. Diff-Quik oder die klassische panoptische Färbung nach Pappenheim (S. 75, 76, Kap. II, 1).

Auswertung Prüfung der Qualität des Ausstrichs und der Färbung, Schätzung der Zahl der kernhaltigen Zellen. Betrachtung der Morphologie der Erythrozyten, Differenzierung der kernhaltigen Blutkörperchen, Differenzierung der vorhandenen Parasiten. Schätzung der Zahl der Thrombozyten (Merke: bei Kapillarblut sind die Thrombozyten oft am Ausstrichende angereichert, bei antikoaguliertem Blut gut schätzbar über den ganzen Ausstrich verteilt).

Vorteil Einfache Durchführung. Bei guter Ausstrich- und Färbetechnik sind quantitative Leukozyten- und Thrombozytenzählungen entbehrlich. Zahlreiche differentialdiagnostische Hinweise durch genaue Betrachtung der Erythrozytenmorphologie, Leukozytenmorphologie, Differenzierung der Blutparasiten: Plasmodien (Abb. 5), Trypanosomen, Diagnose seltener bakterieller Erkrankungen, Bartonellen, Borrelien (B 13, 14, 15, 17, 18, 25, 26, 29–34, 38–42).

Nachteile Keine.

b) Retikulozytenzählung

Nachweis Retikulozyten.

Probe Kapillarblut oder antikoaguliertes Venenblut (EDTA oder Heparin).

Ausrüstung Sahli-Pipette 0,02 ml, Paraffinschälchen, Objektträger, feuchte Kammer, Filterpapier, Trichter, Mikroskop, Färbelösung siehe Kapitel V, 3, Lanzette, 2 ml Spritze mit Kanüle.

Prinzip Brillantkresylblau färbt in einer supravitalen Färbung die verklumpte RNS in den jungen Erythrozyten blau an. Durch proportionale Auszählung und Vergleich der absoluten Erythrozytenzahl (zusätzliche Zählung in der Kammer) wird die absolute Retikulozytenzahl ermittelt.

Durchführung Siehe Färbeverfahren (Kapitel II, 4, S. 78).

Auswertung 1000 Erythrozyten werden ausgezählt und anteilsmäßig die Retikulozyten dabei bestimmt.

Vorteil Einfach durchzuführende Methode, um die Neuproduktion von roten Blutkörperchen zu bestimmen.

Nachteil Semiquantitative Methode mit großer Schwankungsbreite, zeitaufwendig.

c) Hämoglobin S

Nachweis Hämoglobin-S-haltige Erythrozyten.

Probe Kapillarblut oder antikoaguliertes Venenblut (EDTA oder Heparin).

Fansidar®

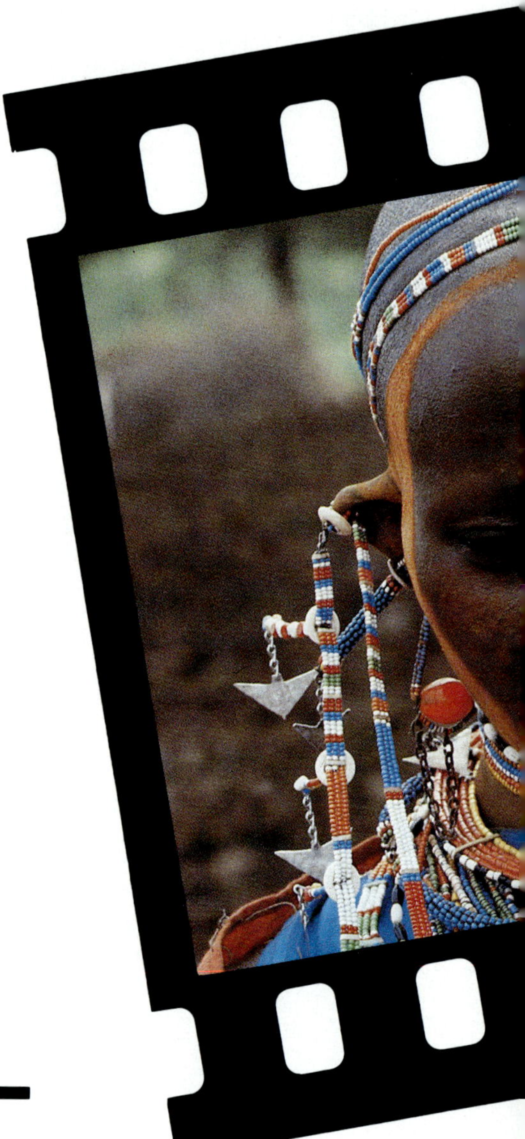

Malaria-Prophylaxe

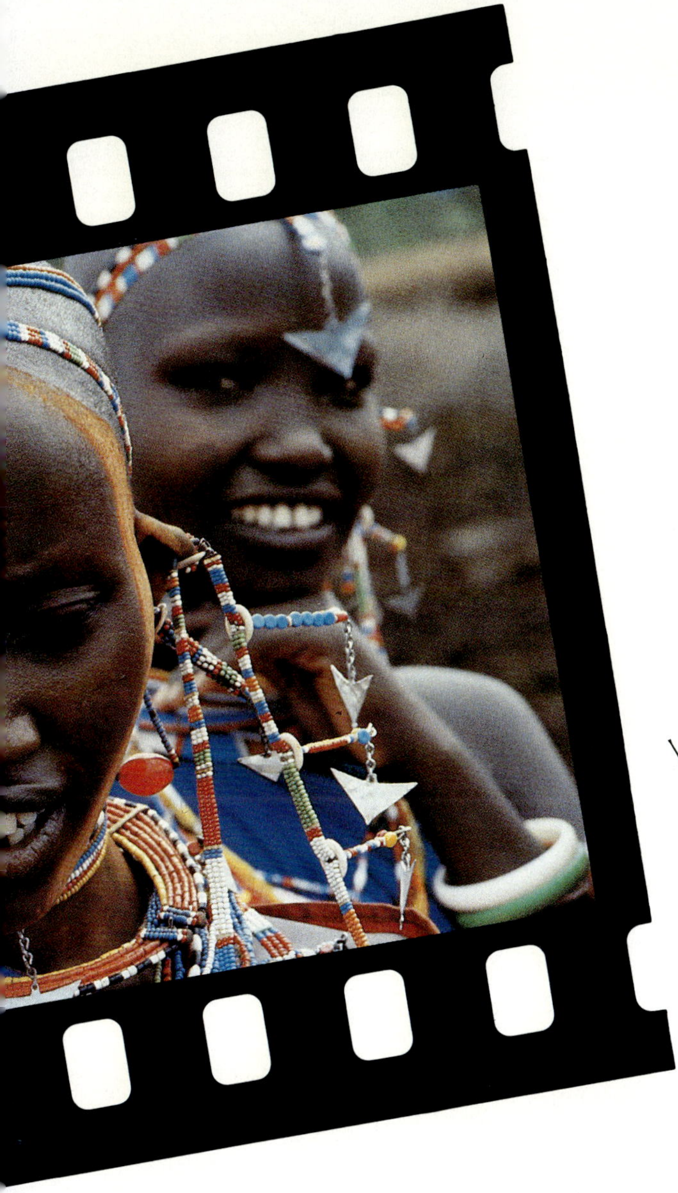

Zur Prophylaxe
und Therapie der Malaria
bei Chloroquinresistenz

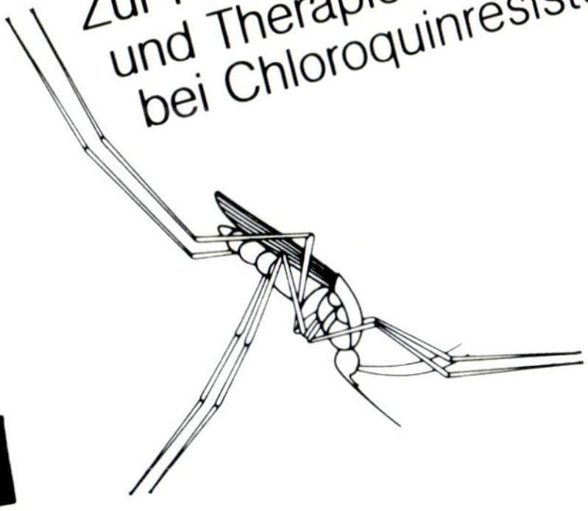

Zusammensetzung: 1 Tablette enthält 500 mg Sulfadoxin und 25 mg Pyrimethamin. **Anwendungsgebiete:** Vorbeugung und Behandlung der Malaria in Gebieten mit chloroquinresistenten Plasmodien. **Gegenanzeigen:** Überempfindlichkeit gegen Sulfonamide. Früh- und Neugeborene während der ersten Lebenswochen. Keine prophylaktische Anwendung in der Schwangerschaft. Während der Prophylaxe muß eine Empfängnis ausgeschlossen werden. Niereninsuffizienz, schwere Leberschädigung, vorbestehende Blutbildveränderungen. **Nebenwirkungen:** Hautreaktionen und gastrointestinale Störungen können auftreten; bei Hautreaktionen ist die Therapie abzubrechen. Sehr selten kann es zu Blutbildveränderungen kommen.

Hinweise: Fansidar läßt sich mit anderen Malariamitteln kombinieren. Keine gleichzeitige Anwendung mit Arzneimitteln, die Sulfonamide, Trimethoprim oder Trimethoprim-Analoga (z.B. Tetroxoprim), Hexamethylentetramin, Procain, Procainamid, Benzocain, Butacain oder Tetracain enthalten. Verstärkte Wirkung oraler Antikoagulantien kann nicht ausgeschlossen werden. Bei längerer Anwendung zur Prophylaxe regelmäßige Blutbildkontrollen. **Dosierung:** Prophylaxe, Erwachsene: 1 Tablette pro Woche. Beginn 1 oder 2 Tage vor der Abreise, Ende 6 Wochen nach Verlassen des Malariagebietes. Therapie, Erwachsene: Einmaldosis 3 Tabletten. **Packungen und Preise:** 10 Tabletten N 1 DM 18,55 m. USt., 20 Tabletten N 2 DM 34,85 m. USt. Außerdem Packung für Krankenhausbedarf. Stand bei Drucklegung.

Ausrüstung Objektträger, Lanzette, 2 ml Spritze mit Kanüle, Wasserbad, Mikroskop, Ethanol (Merck Nr. 971), 0,1–0,5 %ige Erythrosinlösung (Serva Nr. 21235). Phosphatpuffer mit Natriumdithionit: 21,7 g K_2HPO_4 di-Kaliumhydrogenphosphat (Merk Nr. 5100), 16,9 g KH_2PO_4 Kaliumdihydrogenphosphat (Merck Nr. 4871), 100 mg Natriumdithionit $Na_2S_2O_4$ (Merck Nr. 6507). Aqua dest. ad 100,0 ml.

Prinzip Das normale Hämoglobin (HbA) wird durch den Phosphatpuffer bei 37 °C aus den Erythrozyten herausgelöst. HbS verbleibt dagegen in den Erythrozyten.

Durchführung Blutausstriche lufttrocknen. Elution in Phosphatpuffer mit Natriumdithionit 10 Min. bei 37 °C im Wasserbad, dann 5 Min. mit 95 %igem Ethanol fixieren, mit Aqua dest. abspülen, danach 3 Min. mit Erythrosin-Lösung nachfärben, trocknen lassen.

Auswertung Die mikroskopische Betrachtung bei bis zu 1000facher Vergrößerung zeigt die ungefärbten HbA-haltigen Erythrozyten, während die HbS-haltigen Erythrozyten rot angefärbt werden (Ausnahme HbH-haltige Erythrozyten).

Vorteil Einfach durchführbarer und auswertbarer Test.

Nachteil Nicht eindeutig spezifisch. Die HbH-haltigen Zellen färben ebenfalls an.

C.3.4 Anreicherungsverfahren und Färbungen

a) Buffy Coat im Mikrohämatokritröhrchen

Nachweis Mikrofilarien, Trypanosomen.

Probe Kapillarblut oder antikoaguliertes Venenblut (EDTA oder Heparin).

Ausrüstung Mikrohämatokritröhrchen, Kitt, Neubauer-Zählkammer, Mikrohämatokritzentrifuge, Mikroskop, Lanzette (2 ml Spritze mit Kanüle).

Prinzip Anreicherung der Parasiten in der Grenzschicht von korpusculären Bestandteilen und Plasma (Buffy Coat).

Durchführung Die Mikrohämatokritkapillare wird mit Blut aufgefüllt. Das Ende der Kapillare mit Kitt verschließen. Zentrifugation bei 10 000 Upm über 6 min.

Auswertung Die Kapillare wird in die Rinne einer Neubauer-Zählkammer gelegt und die Grenzschicht zwischen Erythrozyten und Plasma bei 320–400facher Vergrößerung mikroskopiert. Die noch lebenden und beweglichen Trypanosomen sind zu erkennen. Mikrofilarien sind aufgrund ihrer Größe und Bewegung gut zu diagnostizieren.

Vorteil Einfach durchzuführende Diagnostik auf Mikrofilarien und Trypanosomen im Blut.

Nachteil Eine Differenzierung der Mikrofilarien ist nicht möglich.

b) Anreicherung im Dicken Tropfen

Nachweis Malariaplasmodien, Mikrofilarien, Trypanosomen.

Probe Kapillarblut oder antikoaguliertes Venenblut (EDTA oder Heparin).

Ausrüstung Lanzette, 2 ml Spritze mit Kanüle, Objektträger, Färbelösung (siehe Kapitel II, 2, II, 3b) Mikroskop.

Prinzip Durch eine Färbelösung werden in einer Anreicherung von Blutzellen die Erythrozyten hämolysiert. Die mitangereicherten und gleichzeitig angefärbten Parasiten sind somit erkennbar.

Durchführung Siehe Färbeverfahren (Kapitel II, 2, II, 3b).

Auswertung Mikroskopisch wird der Dicke Tropfen mit einer Vergrößerung von 800–1000× auf die oben erwähnten Parasiten abgesucht (Abb. 5, Abb. 6, B 4, 5, 23, 24).

Vorteil Einfach durchzuführende Methode.

Nachteil Differenzierung von Malariaplasmodien kann bei geringer Anzahl erschwert sein, Differenzierung von Mikrofilarien ist nur schwer möglich.

c) Anreicherung durch Zentrifugation

Nachweis Mikrofilarien.

Probe Antikoaguliertes Venenblut (Citratblut, EDTA).

Ausrüstung 5 ml-Spritze mit Kanüle, Zentrifugengläschen 10 ml, Zentrifuge, 2%ige Formaldehydlösung (Merck Nr. 4001), Methylenblaulösung 0,1 % (Merck Nr. 1283), Objektträger, Deckglas, Mikroskop.

Prinzip Durch Zentrifugation der hämolysierten Probe werden Mikrofilarien im Sediment angereichert und im Direktausstrich des Sediments mikroskopisch nachgewiesen.

Durchführung Einfüllen von 3 ml antikoagulierten Blutes in ein Zentrifugenröhrchen. Zumischen von 6 ml 2 %iger wäßriger Formalinlösung (mit Leitungswasser angesetzt), Zentrifugation für 10 Min. bei etwa 3000 UpM. Abkippen des gesamten Überstandes. Das verbleibende Sediment wird mit 1 Tropfen 0,1 % Methylenblaulösung aufgeschwemmt. Die Mischung auf Objektträger auftragen, Deckglas auflegen, mikroskopieren.

Auswertung Nachweis und Differenzierung von Mikrofilarien (Abb. 6, B 38, 40).

Vorteil Anreicherung von Mikrofilarien aus einem größeren Blutvolumen.

Nachteil Differenzierung der Mikrofilarien durch mangelnde Scheidenfärbung erschwert.

d) Zellkonzentrat

Nachweis Anreicherung der kernhaltigen Zellen

Probe Antikoaguliertes Venenblut (EDTA oder Heparin).

Ausrüstung 2 ml-Spritze mit Kanüle, schmales Reagenzglas, z. B. Neo-Plasmagel® (Braun, Melsungen), Objektträger, Deckglas, Zentrifuge, Pasteur-Pipette, Färbelösungen (Kapitel II, 1).

Durchführung 3 ml antikoaguliertes Venenblut wird mit 1 ml Plasmagel gemischt und in ein schlankes hohes Reagenzröhrchen eingefüllt. Die Sedimentation erfolgt über 30–60 Min. bei Zimmertemperatur. Überstand abheben, zentrifugieren über 10 Min. bei 1750 Upm, Ausstrich des Sediments, Färbung nach Pappenheim (siehe Kapitel II, 1, S. 75, 76).

Auswertung Mikroskopische Differenzierung der kernhaltigen Zellen bei 400–1000facher Vergrößerung.

Vorteil Anreicherung von kernhaltigen Zellen (bei Leukopenie), Anreicherung von atypischen Zellen, z. B. «Virozyten» bei Dengue-Fieber, monozytoiden Zellen bei Mononukleose.

Nachteil Zeitaufwendiger als ein einfacher Blutausstrich.

e) Filtration von Blut

Nachweis Mikrofilarien, Trichinellen

Probe 3–5 ml antikoaguliertes Venenblut (circadianes Verhalten der Mikrofilarien beachten. Bei epidemiologischem Hinweis auf Loa Loa mittags abnehmen, auf Wucheria oder Brugia nachts abnehmen.

Ausrüstung 10 ml-Spritze mit Kanüle, Filterhalter (Swinnex, Millipore), Polycarbonatfilter 5 µ (Nuclepore, Pleasanton, California, USA), Pinzette, Objektträger, Deckgläschen, Färbelösungen (s. Kapitel II, 1, 2, 5), Färbekürvette, Albumin oder Human-Serumprobe (ggfs. Wasserstrahlpumpe), Delafield-Färbung oder Giemsa-Färbung bzw. Pappenheim-Färbung (S. 75 ff.).

Prinzip Beim Durchpressen von hämolysiertem Blut bleiben die Mikrofilarien im Filter hängen. Anfärbung zur Differenzierung.

Durchführung 3–5 ml antikoaguliertes Venenblut werden in einer 10 ml-Spritze mit gleichem Volumen Wasser gemischt. Kräftig schütteln. Polycarbonatfilter in Filterhalter einlegen, Filterhalter auf die Spritze aufsetzen, durchpressen und Wasserstrahlpumpe anschließen (B 9).
Filter wird mit Wasser mehrmals nachgespült. Objektträger mit Serum bestreichen. Filter mit Pinzette herausnehmen, auf Objektträger auflegen. Gut antrocknen lassen. Färbung durchführen.

Auswertung Mikrofilarien werden mikroskopisch erfaßt und durch die Kontrastierung der Scheiden und die rotbraune Anfärbung der Kerne differenziert (Abb. 6, B 41). Trichinellen sind bei frischer Trichinose im Blut erfaßbar (B 42).

Vorteil Gute Anreicherung aus relativ großem Blutvolumen, gute Differenzierung der Mikrofilarien durch Färbetechnik möglich.

Nachteil Zeitaufwendiges Verfahren. Vorbereitung der Färbelösung notwendig.

C.4 Biologische Verfahren

C.4.1 Rumpel-Leede-Test

Nachweis Störungen des vaskulären oder thrombozytären Anteils des Blutgerinnungssystems.

Ausrüstung Blutdruckmanschette.

Prinzip Bei Stauung der venösen Gefäße und bei gleichzeitiger Störung der Thrombozytenfunktion bzw. der Gefäßabdichtung tritt Blut aus den Gefäßen aus.

Durchführung Blutdruckmanschette wird angelegt und zwischen systolischem und diastolischem Druck für 5 Min. liegengelassen, danach treten beim Gesunden maximal 5–10 Petechien in der Ellenbeuge auf.

Auswertung Bei höheren Petechienzahlen (> 10) spricht dies für eine Störung der Thrombozytenfunktion oder Gefäßdichtigkeit.

Vorteil Einfach durchzuführende Methode, Hinweis für Thrombozytenfunktionsstörungen, Thrombozytopenie oder vaskuläre Gerinnungsstörungen.

Nachteil Unspezifisch.

C.4.2 Blutungszeit

Nachweis Fähigkeit der Blutstillung.

Probe Kapillarblut.

Ausrüstung Stoppuhr, Lanzette, Saugpapier.

Prinzip Nach dem Setzen einer Hautwunde wird die Blutungszeit bis zum Verschluß der Wunde geprüft. Damit wird eine Überprüfung der gesamten Blutstillungsfähigkeit durchgeführt.

Durchführung Mit einer sterilen Lanzette wird das Ohrläppchen oder die Fingerbeere angestochen. Mit dem Saugpapier wird alle 15 Sek. getupft, ohne daß die Wunde selbst berührt wird. Wenn kein Blut mehr aufgesaugt wird, ist das Ende der Blutungszeit erreicht.

Auswertung Eine verlängerte Blutungszeit weist auf eine Störung des Extrinsic-Systems hin. Verlängert ist die Blutungszeit auch bei Thrombozytopenie.

Vorteil Einfache Durchführung. Erfassung der globalen Blutstillung.

Nachteil Methodische Fehler können das Ergebnis erheblich beeinflussen.

C.4.3 Quick-Wert

Nachweis Thromboplastinzeit (Globaltest zur Prüfung einer plasmatischen Gerinnungsstörung im Extrinsic-System).

Probe Antikoaguliertes Venenblut – 9 Teile Blut + 1 Teil Natriumcitratlösung.

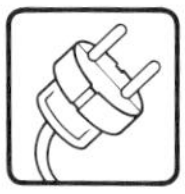

Ausrüstung Kanüle, Spritze, Zentrifugenröhrchen, 3,8 %-Natriumcitratlösung, Reagenzglas, Pipette, Zentrifuge, Wasserbad, Calcium-Thromboplastin-Reagenz (z. B. Roche), Stoppuhr, Eichplasmen.

Prinzip Citratplasma wird durch den Zusatz von Ca^{++} und Gewebsthrombokinase zur Gerinnung gebracht. Die gemessene Zeit bis zum Eintritt des ersten Gerinnsels wird mit der von normalem Mischplasma verglichen (100 %).

Durchführung Blut-Citrat-Gemisch 5 Min. bei 3000 UpM zentrifugieren, in ein Teströhrchen 0,1 ml des Citratplasmas pipettieren und im Wasserbad bei 37 °C ca. 2 Min. vorwärmen. Zusatz von 0,2 ml Calcium-Thromboplastinreagenz (bei 37 °C vorgewärmt). Sofort Stoppuhr einschalten. Der Röhrcheninhalt wird gemischt und das Röhrchen hin- und hergekippt.

Auswertung Beim Hin- und Herkippen des Röhrchens kann man gegen das Licht beobachten, wann zum ersten Mal ein kleines Gerinnsel auftritt. Sofort die Zeit auf der Stoppuhr ablesen. Die Ablesung geschieht mit Hilfe einer Eichtabelle, die vorher angefertigt werden muß. Die Ablesung ist vor einem konkaven Rasierspiegel erleichtert.

Vorteil Globaltest der plasmatischen Gerinnung (Extrinsic-System).

Nachteil Untersuchung schwankt von Untersucher zu Untersucher, genaue Einhaltung aller Vorschriften erforderlich, eigene Eichkurve muß erstellt werden. Lagerung der Reagenzien bei 4 °C erforderlich. Verfallsdaten beachten.

C.4.4 Hitze-Fibrin nach Schulz

Nachweis Fibrin.

Probe Antikoaguliertes Venenblut (Citrat).

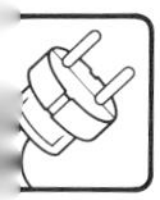

Ausrüstung Wasserbad, kalibriertes Zentrifugenröhrchen nach Nissel, 5 ml Spritze mit Kanüle, Natriumcitratlösung 3,8 %, Zentrifuge.

Prinzip Fibrin wird durch Denaturierung im Wasserbad bei 56 °C ausgefällt.

Durchführung 9 Teile Blut und 1 Teil Natriumcitratlösung werden gemischt und zentrifugiert (5 Min. bei 3000 UpM). 1 ml des Citratplasmas wird in ein kalibriertes Zentrifugenröhrchen einpipettiert und 5–10 Min. bei 56 °C im Wasserbad gewärmt. 10 Min. Zentrifugation bei 3000 UpM.

Auswertung Nach dem Zentrifugieren ist das ausgefallene Hitze-Fibrin als weißer Niederschlag am Boden des Nissel-Röhrchens sichtbar. Die Ablesung erfolgt an der Graduierung des Röhrchens, die Umrechnung über eine Äquivalenztabelle:

Äquivalenztabelle
ml Hitzefibrin entsprechen mg % Fibrinogen (Kjeldahl)

a Hitzefibrin	b Fibrinogen	a Hitzefibrin	b Fibrinogen
0.01	120	0.06	430
0.02	180	0.07	500
0.03	240	0.08	560
0.04	300	0.09	625
0.05	370		

Vorteil Einfach durchzuführende Technik.

Nachteil Es handelt sich um eine sehr grobe und ungenaue Orientierungsprobe (Fibrin und Fibrinspaltprodukte fallen mit aus). Paraproteine können bei 56 °C präzipitieren. Die Umrechnung von Hitze-Fibrin auf Kjeldahl-Fibrin ist nur bedingt anzuwenden.

C.5 Immunologische Verfahren

C.5.1 Blutgruppenbestimmung

Nachweis Blutgruppen A, B, AB, O und Rhesusfaktor D.

Probe Vollblut, heparinisiertes Kapillarblut oder antikoaguliertes Venenblut.

Ausrüstung Objektträger oder Porzellan- oder Glasplatte für Blutgruppenbestimmung, Glasstäbchen, Testserum anti-A, anti-B, anti-AB, inkomplettes anti-D (z. B. Behring), 20%iges Albumin, Pipetten, feuchte Kammer, Brutschrank, Testblutkörperchen (standardisierte Erythrozyten A_1, A_2, B und 0), Spritze mit Kanüle, Natriumcitratlösung 3,8%.

Prinzip Die Blutgruppenbestimmung erfolgt in zwei Ansätzen: 1. Agglutinationsverhalten der zu untersuchenden Erythrozyten nach Zugabe des Testserums. 2. Agglutinationsverhalten von Testerythrozyten nach Zugabe von Probandenserum.

Durchführung Auf Vollblut bei 3000 UpM zentrifugieren, Serum abhebern. Auf Objektträger oder Porezllanplatte werden jeweils ein Tropfen des Testserums anti-A, anti-B, anti-AB und anti-D und Albumin aufgetragen, dazu wird ein Tropfen Erythrozyten der zu untersuchenden Probe getropft. Die Ansätze werden mit einem Stäbchen verrührt und Agglutinationen bei Zimmertemperatur unter leichtem Rotieren der Testplatte nach 2–3 Min. abgelesen.
Bei der Serumgegenprobe werden jeweils ein Tropfen Test-Erythrozyten A1, A2, B, 0, auf die Testplatte aufgetragen. Hierzu wird ein Tropfen Probanden-Serum getropft. Die Testplatten werden in einer feuchten Kammer bei Zimmertemperatur für 5–10 Min. inkubiert, anschließend wird die Agglutination abgelesen.

Auswertung Geprüft wird die Agglutination bzw. das Ausbleiben der Agglutination. Die Serumgegenprobe ist zur Bestätigung des Ergebnisses erforderlich. Falls keine Testerythrozyten vorhanden sind, soll mit anderen Testseren (andere Charge) die Erythrozyteneigenschaft nochmals bestimmt werden. Bei einem abgelesenen Reaktionsausfall AB Rh (D+) kann eine Fehlbestimmung durch das Vorhandensein von irregulären Antikörpern vorliegen. Liegt auch in der Albuminkontrolle eine Agglutination vor, ist die Bestimmung ungültig.

Vorteil Vereinfachte Blutgruppenbestimmung.

Nachteil Haltbarkeit der Testseren und Testerythrozyten ist begrenzt. Unspezifische Kälteagglutinine können die Ablesbarkeit verändern. Notwendig ist dann die Verwendung einer feuchten Kammer und eines Brutschrankes mit 37 °C (20minütige Inkubation).

C.5.2 Vereinfachte Kreuzprobe

Nachweis Verträglichkeitsprüfung vor der Bluttransfusion.

Probe Jeweils 5 ml des Spender- und des Empfängerblutes, antikoaguliertes Venenblut.

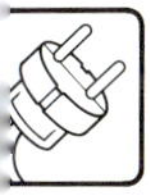

Ausrüstung 5 ml Spritze mit Kanüle, Kapillarpipetten, Zentrifuge, Zentrifugenröhrchen, Glasplatte oder Objektträger, Holzstäbchen, Brutschrank, physiologische Kochsalzlösung, 20 % Rinderalbumin (z. B. Behring), Natrium-Citratlösung 3,8 %.

Prinzip Empfängerserum oder -plasma wird gegen die Spendererythrozyten getestet (Major-Test), Empfänger-Erythrozyten werden gegen Spenderserum getestet (Minor-Test). Agglutination bedeutet Unverträglichkeit.

Durchführung Die einander entsprechenden Tropfen werden mit dem Rührstäbchen gründlich durchmischt. Zu je zwei Tropfen Empfängerserum wird jeweils 1 Tropfen Rinderalbumin zugegeben. Dann werden Spendererythrozyten in das eine Feld, Empfängererythrozyten in das andere Feld gegeben. Jeweils eine Testkombination wird bei 20 °C, eine weitere bei 37 °C ausgeführt. Die Tropfengemische bleiben 20–30 Min. in der feuchten Kammer. Danach erfolgt unmittelbar die Ablesung.

Auswertung Beobachtung der Agglutination. Tritt Agglutination auf, besteht Unverträglichkeit.

Vorteil Einfache Durchführung.

Nachteil Störmöglichkeiten durch Kälteagglutinine oder irreguläre Antikörper.

C.5.3 Syphilis-Test (Mikroflockungstest)

Nachweis Cardiolipin-Antikörper.

Probe Venenblut.

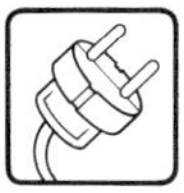

Ausrüstung 5 ml Spritze mit Kanüle, 1 ml Spritze mit 1er Kanüle, Zentrifuge, Wasserbad, Objektträger, Glasstöpselflasche, Pipetten, Zentrifugenröhrchen, Glasstäbchen, Mikroskop, VDRL-Cardiolipin-Antigen und Verdünnungsflüssigkeit (Behring Nr. RAA10), Lues-Kontroll-Serum (Behring Nr. RDN08).

Prinzip Es handelt sich um einen Mikroflockungstest, bei dem Lipoid-Antikörper (z. B. Syphilis) des Probandenserums mit dem VDRL-Cardiolipin-Antigen ausflocken.

Durchführung Geronnenes Venenblut bei 4000 UpM 10 Min. zentrifugieren, Serum abheben, im Wasserbad 56 °C 30 Min. inaktivieren. Antigensuspension herstellen: 0,4 ml Verdünnungsflüssigkeit in Glasstöpselflasche und 0,5 ml Antigen tropfenweise unter gleichmäßigem Schütteln zugeben. Dann 4,1 ml Verdünnungsflüssigkeit zumischen und kräftig schütteln.
Objektträgertest: 0,05 ml inaktiviertes Serum auf Objektträger geben, 1 Tropfen Antigensuspension mit 1 ml Spritze und 1er Kanüle zutropfen, dann über 4 Min. gleichmäßig rotieren. Sofort bei 100facher Vergrößerung mit dem Mikroskop ablesen.
Beim Anbrechen einer neuen Charge muß mit dem Lues-Kontrollserum eine positive Kontrolle durchgeführt werden.

Auswertung Kleine, aber sichtbare Verklumpung deutet auf schwache Reaktion hin, stärkere Verklumpung zeigt deutlich positive Reaktion. Bei positivem Ausfall ist an eine frische oder zurückliegende Treponema-Exposition zu denken. Sind keine Cardiolipin-Antikörper vorhanden, tritt keine Verklumpung auf.

Vorteil Der Test ist ohne großen Aufwand durchführbar und hinreichend spezifisch. Eine semiquantitive Wertbestimmung ist nach Serienverdünnungen möglich.

Nachteil Die einmal angesetzte Antigensuspension kann nur am selben Tag verwendet werden. Die Haltbarkeit der Reagenzien ist begrenzt (Verfallsdaten beachten).

C.5.4 Hepatitis B (Suchtest)

Nachweis HB_s-Antigen.

Probe Venenblut.

Ausrüstung Zentrifuge, Zentrifugenröhrchen, 5 ml Spritze mit Kanüle, Cellognost-HB_s-AG-Reagenz (Combipack Cellognost®-HB_s-Ag-Suchtest (Behring Nr. SDS 0,6), Mikrotiterplatte V-Form (Titertek), Mikropipette 50 µl, HB_s-Ag-Kontrollsera (Behring Nr. SBK10), feuchte Kammer, Partigendispenser (Behring TEK02), Aqua dest.

Prinzip Es handelt sich um einen indirekten Hämagglutinationstest mit Nachweis aon HB_s-Antigen über 10–20 ng.

Durchführung Venenblut bei 3000 UpM zentrifugieren, Serum abhebern. Reagenz herstellen: Lyophilisat mit 0,2 ml Aqua dest. lösen und nach 15 Min. mit 1,8 ml Medium verdünnen. 2 µl Patientenserum bzw. 2 µl Kontrollserum werden zusammen mit jeweils 50 µl Reagenz in den Vertiefungen der Mikrotiterplatte vermischt. Schütteln, dann Inkubation für 2 Stunden bei 25 °C an erschütterungsfreiem Platz in einer feuchten Kammer.

Auswertung Nach 2 Stunden Reaktion ablesen. Agglutination zeigt positives Ergebnis an. Falsch positive Befunde sind selten.

Vorteil Auch mit einfachen Laboreinrichtungen durchführbarer Test. Mikrotiterplatten sind nach Ausspülen wieder zu verwenden.

Nachteil Lagerung der Reagentien bei 4 °C notwendig (Verfallsdaten beachten). Etwa 10fach geringere Sensitivität als übliche RIA-Teste.

D Duodenalsaft

D.1 Mikroskopische Untersuchungen

D.1.1 Direktuntersuchung und Anreicherung

Nachweis Helmintheneier, Larven von Strongyloides stercoralis, Giardia lamblia.

Probe Duodenal- und Gallensekret.

Ausrüstung Duodenalsonde, 20 ml-Spritze, Magnesium-Sulfat (Merck Nr. 5886), Mikroskop, Zentrifuge, Zentrifugenröhrchen, Objektträger, Deckgläschen.

Prinzip Durch Zentrifugation werden feste Partikel im Duodenal-Gallen-Saft im Sediment angereichert.

Durchführung Legen einer Duodenalsonde, Aspiration des Duodenal- und Gallensaftes, 40 ml 25 %-Magnesium-Sulfat-Lösung durch die Sonde einführen. Erneute Aspiration. Die Aspirate werden sofort für 5 Min. bei 3000 UpM zentrifugiert. Überstand abschütten, Sediment auf Objektträger auftragen, Deckgläschen auflegen.

Auswertung Mikroskopische Untersuchung des Sedimentes bei 100–1000-facher Vergrößerung (B 62, 64–66, Abb. 4).

Vorteil Anreicherung von Trematodeneiern, Eiern von Strongyloides stercoralis, Larven von Strongyloides stercoralis und Zysten und vegetative Formen von Giardia lamblia.

Nachteil Zeitaufwendig. Position der Sonde im Duodenum gelingt nicht immer.

D.1.2 Filtration

Nachweis Helmintheneier, Helminthenlarven.

Probe Duodenal- oder Gallensekret.

Ausrüstung Duodenalsonde, 20 ml Spritze, Magnesiumsulfat (Merck Nr. 5886), Wasserstrahlpumpe, Polycarbonat-Filter Porengröße 8 µm (Nuclepore, Pleasanton, California, USA), Filterhalter Swinnex Durchmesser 25 mm), 10 % Salzsäure (Merck Nr. 316), Antiformin purum (Fa. Stockhausen, Krefeld), Objektträger, Trichter, Reagenzröhrchen.

Prinzip Filtration der Galleflüssigkeit und Auswertung der auf dem Filter zurückgehaltenen Eier oder Larven.

Durchführung Die Gallenflüssigkeit läuft über einen Trichter durch den Filter (B 46). Der Vorgang wird durch eine Wasserstrahlpumpe beschleunigt. Nachspülen mit Wasser, 10 % Salzsäure oder Antiformin. Die Nuclepore-Filter werden entnommen und auf Objektträger gelegt.

Auswertung Die mikroskopische Auswertung bei 40–250facher Vergrößerung läßt die Helmintheneier und Larven erkennen (B 63).

Vorteil Anreicherung von Helmintheneiern, mögliche Quantifizierung bei Therapiestudien.

Nachteil Zeitaufwand, Filterverstopfung durch Gallensäurekristalle. Antiformin ist wärmelabil und muß bei 4°–8° C gelagert werden.

E Sputum

E.1 Betrachtung und Beschaffenheit

Blutbeimengungen
(z. B. Tuberkulose, Paragonimiasis, Bronchialcarcinom) sind leicht erkennbar (B 73).

Eitriges Sputum
deutet auf bakteriellen Infekt.

Dünnflüssiges, grünliches oder bräunliches Sputum
kann auf Perforation eines Amöbenleberabszesses in das Bronchialsystem hinweisen (B 72).

Membranen im Sputum
möglicherweise ruptierte Echinokokkenblasen.

E.2 Mikroskopische Untersuchung

Nachweis Eier von Paragonimus, Häkchen von Echinococcus, Amöben.

Probe Sputum.

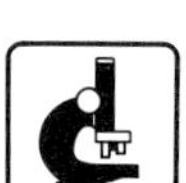

Ausrüstung Mikroskop, Objektträger, Deckgläschen, Antiformin purum (Fa. Stockhausen, Krefeld) oder Natronlauge 10 % (Merck Nr. 5588).

Durchführung Sputum wird auf Objektträger aufgetropft und mit Deckgläschen abgedeckt.

Auswertung Mikroskopischer Nachweis bei 100–250facher Vergrößerung von Echinococcushäkchen oder Paragonimuseiern (Abb. 4, B 98, B 74).

Vorteil Einfacher Nachweis.

Nachteil Die Verarbeitung zähflüssiger Proben ist mühsam und kann mit Antiformin oder Natronlauge erleichtert werden. Antiformin ist allerdings wärmelabil und muß bei 4°–8 °C gelagert werden.

E.3 Färbeverfahren

Probe Sputum.

Ausrüstung Öse und Ösenhalter, Flamme, Objektträger, Mikroskop, Färbelösungen. Färbeanleitungen siehe Kapitel II, 6, 7, S. 79, Glastrichter, Papierfilter.

a) Gram-Färbung

Nachweis Bakterien.

Prinzip Bakterien, die basische Anilinfarbstoffe stark festhalten, sind Gram-positiv; solche, die sie nach Alkoholbehandlung verlieren, sind Gram-negativ.

Durchführung Siehe Kapitel II, 6, S. 79.

Auswertung Die mikroskopische Untersuchung, bei 800–1000facher Vergrößerung mit der Ölimmersion läßt dunkelviolette (Gram-positive) von roten Bakterien (Gram-negativ) unterscheiden.

Vorteil Rasche Unterscheidung Gram-positiver und Gram-negativer Keime möglich. Auswahl an Antibiotika erleichtert.

Nachteil Genaue Differenzierung nicht möglich.

b) Ziehl-Neelsen-Färbung

Nachweis Mykobakterien.

Prinzip Eine wachsartige Hülle bei bestimmten Bakterien verhindert die Wiederabgabe einmal aufgenommener Farbstoffe nach einer Säurebehandlung.

Durchführung Siehe Kapitel II, 7, S. 79.

Auswertung Die mikroskopische Untersuchung bei 800–1000facher Vergrößerung läßt säurefeste Stäbchen rot auf hellblauem Grund erkennen.

Vorteil Rascher direkter Bakteriennachweis.

Nachteil Die Entfärbung kann Schwierigkeiten bereiten und muß ausprobiert werden.

F Liquor

F.1 Betrachtung (Durchsichtigkeit und Farbe)

Farblos
Liquor von Gesunden oder mit geringer Beimengung von Leukozyten (z. B. Enzephalitis, Trypanosomiasis).

Trübe
Stark leukozytenhaltiger Liquor (z. B. Meningitis).

Blutig
Primär bluthaltiger Liquor bei Subarachnoidalblutung, artefiziell bluthaltiger Liquor bei punktionsbedingter Kontamination mit peripherem Blut.

Gelblich tingiert (Xanthochromer Liquor)
bei zurückliegender Blutung.

F.2 Biologische Probe

Nachweis Xanthochromie.

Probe Blutiger Liquor.

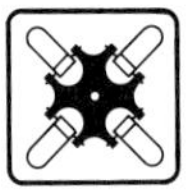

Ausrüstung Zentrifuge, Zentrifugenglas, Punktionsbesteck.

Prinzip Das Hämoglobin der Erythrozyten wird bereits 3 Stunden nach einer Blutung zu Bilirubin umgebaut. Dies führt zu einer Gelbfärbung, die für 2–3 Wochen bestehen bleibt.

Durchführung Der Liquor wird im Zentrifugenröhrchen bei 3000 UpM für 5 Min. zentrifugiert.

Auswertung Der Überstand wird gegen eine weiße Unterfläche möglichst bei Tageslicht auf Gelbfärbung untersucht. Bei artefizieller Blutbeimengung fehlt die Xanthochromie.

Vorteil Einfache und diagnostisch wichtige Methode.

Nachteile Keine.

F.3 Biochemisches Verfahren

Nachweis Eiweißkörper.

a) Reaktion nach Pandy

Probe Frischer Liquor, bei Zellvermehrung zentrifugierter Liquor.*

Ausrüstung Zentrifuge, Zentrifugenröhrchen, Punktionsbesteck, Pandy-Reagenz (Merck Nr. 9047) Pasteurpipette, Uhrglasschälchen.

Prinzip Albumine und Globuline werden durch Pandy-Reagenz denaturiert und fallen aus.

Durchführung 1 ml Pandy-Reagenz in ein Uhrglasschälchen geben. Vom Rand her mit der Pipette einige Tropfen Liquor zufließen lassen.

Auswertung In seitlicher Beleuchtung gegen einen dunklen Hintergrund fällt eine Trübung auf. Die Pandy-Reaktion ist positiv und weist auf vermehrten Eiweißgehalt hin.

Vorteile Mit einfachen Mitteln durchzuführen.

Nachteile Nur qualitative Aussage.

b) Reaktion nach Nonne-Apelt

Probe Frischer Liquor, bei Zellvermehrung zentrifugierter Liquor.

Ausrüstung Punktionsbesteck, Reagenzglas, Nonne-Apelt Reagenz (Merck Nr. 9046), Pasteur-Pipette, Zentrifuge, Zentrifugengläser.

Prinzip Präzipitation von Globulin und Fibrin.

Durchführung 1 ml Nonne-Apelt-Reagenz wird in ein Reagenzröhrchen eingefüllt. Mit einer Pipette wird dann mit 1 ml Liquor vorsichtig überschichtet, dann 3 Min. stehen lassen und gegen dunklen Hintergrund betrachten.

Auswertung Eine ringförmige Trübung an der Berührungsstelle von Liquor und Nonne-Reagenz bedeutet positiven Ausfall und damit Globulinvermehrung.

Vorteil Einfach durchzuführende Probe, fällt z. B. bei Trypanosomiasis, Meningitis positiv aus.

Nachteil Nur orientierende Untersuchungen möglich.

F.4 Mikroskopische Verfahren

F.4.1 Direktuntersuchung und Anreicherung

Nachweis Trypanosomen, Acanthamöben, Naegleriaamöben.

Probe Frischer Liquor (darf zur Untersuchung nur wenige Minuten alt sein).

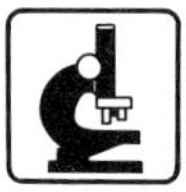

Ausrüstung Punktionsbesteck, Mikroskop, Objektträger, Deckgläschen, Zentrifuge, Zentrifugenröhrchen, Pipette.

Prinzip Trypanosomen werden durch Zentrifugation im Sediment angereichert.

Durchführung Sediment des frischen bei 1000 UpM zentrifugierten Liquors auf Objektträger tropfen, Deckglas auflegen und mikroskopieren.

Auswertung Bei Betrachtung mit 400facher Vergrößerung (Trockensystem) sind Trypanosomen durch ihre Beweglichkeit gut zu erkennen.

Vorteil Der Nachweis von lebenden Trypanosomen im Liquor ist Beweis für cerebrale Schlafkrankheit.

Nachteil Rascher Zerfall bzw. Zersetzung der Trypanosomen nach Punktion erfordert die umgehende Untersuchung.

Merke: Es wird empfohlen, die Liquorpunktion beim gesicherten Fall von Trypanosomiasis erst nach einer Behandlung der peripheren Trypanosomen mit Suramin durchzuführen, um eine Kontanimantion des Liquorraumes zu verhindern.

F.4.2 Zellzählung

Nachweis Vermehrung von Leukozyten im Liquor.

Probe Frischer Liquor.

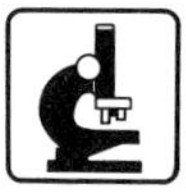

Ausrüstung Punktionsbesteck, Mikroskop, Zählkammer nach Fuchs-Rosenthal, Leukozytenpipette, Eisessig (Merck Nr. 58 E), Gentianaviolett B (Merck Nr. 1402), geschliffenes Deckglas, Aqua dest., Glastrichter, Filter.

Prinzip Die kernhaltigen Zellen des Liquors werden in einem definierten Volumen verdünnt und unter dem Mikroskop ausgezählt.

Durchführung Bis zur Marke 1 der Leukozytenpipette wird die Verdünnungslösung: Essigsäure 4 ml, Gentianaviolett B 0,2 g, Aqua dest. ad 100 ml (vor Gebrauch filtrieren) aufgezogen und anschließend mit Liquor bis zur Marke 11 aufgefüllt. Gut schütteln, Verwerfen der im Kapillarteil befindlichen Flüssigkeit, Füllen der eingedeckelten Zählkammer, Newton'sche Ringe beachten.

Auswertung Auszählung der kernhaltigen Zellen im gesamten Zählnetz (Volumen 3,2 µl). Der Zellgehalt wird üblicherweise in Drittel Zellen angegeben.

Vorteil Einfach durchzuführende Laboruntersuchung.

Nachteile Saubere Durchführung erforderlich, so daß nicht durch aufgesaugte Luftblasen eine Veränderung des Volumens erfolgt. Pipetten müssen ganz trocken sein.

F.4.3 Anreicherung und Färbungen

Nachweis Morphologie der kernhaltigen Zellen, färberische Differenzierung von Bakterien.

Probe Frischer Liquor.

Ausrüstung Punktionsbesteck, Zentrifugenglas, Zentrifuge, Objektträger, Deckglas, Öse, Flamme, Mikroskop, Färbelösungen (siehe Kapitel II, S. 80), Pipetten.

Prinzip Durch Zentrifugation werden im Sediment die kernhaltigen Zellen und Bakterien angereichert. Durch Ausstreichen des Sediments und anschließende Anfärbung können Morphologie und Färbeeigenschaften der Liquorzellen bzw. der Bakterien untersucht werden.

Durchführung Der frische Liquor wird bei 2000 UpM für wenige Minuten zentrifugiert. Der Überstand wird abgekippt. Das Sediment wird auf mehrere Objektträger aufgetropft und ausgestrichen. Nach Lufttrocknung der Präparate werden diese Präparate je nach Färbeanleitung fixiert und gefärbt.

a) Pappenheim-Färbung

Prinzip Durch die panoptische Färbung werden alle Liquorzellen und Parasiten angefärbt und lassen eine Differenzierung zu.

Durchführung Siehe Färbeanleitungen Kapitel II 1, S. 75 ff.

Auswertung Mikroskopische Differenzierung bei 400–1000facher Vergrößerung in Lymphozyten, Monozyten, Plasmazellen, Granulozyten, Blasten oder atypische Zellen (z. B. Tumorzellen). Erkennung von Trypanosomen.

Vorteil Diagnostisch aussagekräftige Untersuchungsmethode.

Nachteil Ausquetschen der kernhaltigen Zellen beim Ausstreichen und Färbeartefakte können Interpretation unmöglich machen.

b) Gram-Färbung

Nachweis Bakterien.

Prinzip Bakterien, die basische Anilinfarbstoffe stark festhalten, sind Gram-positiv; solche, die sie nach Alkoholbehandlung verlieren, sind Gram-negativ.

Durchführung Siehe Färbeanleitungen Kapitel II, 6, S. 79.

Auswertung Die mikroskopische Untersuchung, bei 800–1000facher Vergrößerung mit der Ölimmersion läßt dunkelviolette (Gram-positive) von roten Bakterien (Gram-negativ) unterscheiden.

Vorteil Rasche Unterscheidung Gram-positiver und Gram-negativer Keime möglich. Auswahl an Antibiotika erleichtert.

Nachteil Genaue Differenzierung nicht möglich.

c) Ziehl-Neelsen-Färbung

Nachweis Mykobakterien.

Prinzip Eine wachsartige Hülle bei bestimmten Bakterien verhindert die Wiederabgabe einmal aufgenommener Farbstoffe nach einer Säurebehandlung.

Durchführung Siehe Färbeanleitungen Kapitel II, 7, S. 79.

Auswertung Die mikroskopische Untersuchung bei 800–1000facher Vergrößerung läßt säurefeste Stäbchen rot auf hellblauem Grund erkennen.

Vorteil Rascher direkter Bakteriennachweis.

Nachteil Die Entfärbung kann Schwierigkeiten bereiten und muß ausprobiert werden.

d) Methylenblau-Färbung

Nachweis	Meningokokken.
Prinzip	Es handelt sich um eine allgemeine bakteriologische Übersichtsfärbung.
Durchführung	Siehe Färbeanleitungen Kapitel II, 8, S. 80.
Auswertung	Die mikroskopische Untersuchung bei 800–1000facher Vergrößerung läßt die Bakterien bläulich hervortreten. Je nach Lagerung und Form der Bakterien kann eine orientierende Zuordnung erfolgen.
Vorteil	Rasche und einfach durchzuführende Färbung.
Nachteil	Keine eingehende bakterioskopische Zuordnung möglich.

G Punktionsflüssigkeiten

G.1 Betrachtung und Beschaffenheit

Klar und durchsichtig
Seröser Erguß mit meist hellgelber Farbe (wie Serum).

Wasserklar
Inhalt von Echinococcuszysten.

Trübe-eitrig
Punktat mit vielen Leukozyten.

Fibrinös
Auftreten von Spinngewebsgerinnseln.

Chylös
Weißlich, flüssig mit Beimengung des Chylus.

Blutig
Variable Beimengung von Blut bei hämorrhagischen Ergüssen.

Grünlich- bis schokoladenartig
Aspirat von Leberabszessen bei Leberamöbenabszeß.

G.2 Biochemische Untersuchungsverfahren

G.2.1 Moritz-Rivalta-Probe

Nachweis Unterscheidung von Trans- oder Exsudaten.

Probe Punktionsflüssigkeit.

Ausrüstung Reagenzglas, Essigsäure min. 96 % (Merck Nr. 61), Aqua dest.

Prinzip Durch verdünnte Essigsäure werden Eiweißkörper ausgefällt und ergeben eine deutliche Trübung, was eine Unterscheidung von Transsudaten und Exsudaten orientierend zuläßt.

Durchführung Reagenzglas mit 5–8 ml verdünnter Eisessiglösung (2 Tropfen Essigsäure auf 100 ml Aqua dest.) füllen und einen Tropfen der zu untersuchenden Flüssigkeit hinzugeben.

Auswertung Exsudate bilden beim Hinuntersinken des Tropfens einen deutlich sichtbaren weißen Schleier, während sich Transsudate sofort vollständig auflösen.

Vorteil Wenig aufwendige Methode.

Nachteil Unspezifisch.

G.3 Mikroskopische Verfahren

G.3.1 Direktverfahren, Anreicherung und Färbungen

Nachweis Differenzierung von kernhaltigen Blutzellen, von Bakterien, von Protozoen bei Exsudaten.

Probe Punktionsflüssigkeit, eventuell nach Zusatz eines Antikoagulans.

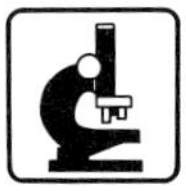

oder

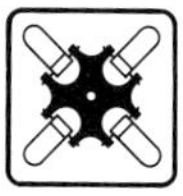

Ausrüstung Zentrifugenglas, Zentrifuge, Objektträger, Pipetten, Färbelösungen (siehe Kapitel II, S. 75ff.), Deckgläser, Mikroskop.

Prinzip Im Direktausstrich oder in der Anreicherung werden durch geeignete Färbungen die kernhaltigen Zellen, Bakterien oder Amöben identifiziert.

Durchführung Ausstrich auf Objektträger anfertigen oder Probe bei 3000 UpM ca. 10 Min. zentrifugieren. Überstand abkippen und vom Sediment Ausstrich herstellen und mikroskopieren.

Auswertung Im Direktausstrich sind Amöben gelegentlich zu erkennen (in die Lunge durchgebrochener Leberamöbenabszeß).

a) Pappenheim-Färbung

Nachweis Kernhaltige Zellen.

Prinzip Durch die panoptische Färbung werden die kernhaltigen Zellen dargestellt. Man kann weiterhin ortsständige Zellen und Tumorzellen erkennen.

Durchführung Siehe Färbeanleitungen (Kapitel II, 1, S. 75ff.).

Auswertung Mikroskopische Differenzierung bei 400–1000facher Vergrößerung in Lymphozyten, Monozyten, Plasmazellen, Granulozyten, Blasten oder atypische Zellen (z.B. Tumorzellen). Erkennung und Differenzierung von Trypanosomen.

Vorteil Diagnostisch aussagekräftige Untersuchungsmethode.

Nachteil Ausquetschen der kernhaltigen Zellen beim Ausstreichen und Färbeartefakte können Interpretation unmöglich machen.

b) Gram-Färbung

Nachweis Bakterien.

Prinzip Bakterien, die basische Anilinfarbstoffe stark festhalten, sind Gram-positiv; solche, die sie nach Alkoholbehandlung verlieren, sind Gram-negativ.

Durchführung Siehe Färbeanleitungen (Kapitel II, 6, S. 79).

Auswertung Die mikroskopische Untersuchung, bei 800–1000facher Vergrößerung mit der Ölimmersion läßt dunkelviolette (Gram-positive) von roten Bakterien (Gram-negativ) unterscheiden.

Vorteil Rasche Unterscheidung Gram-positiver und Gram-negativer Keime möglich. Auswahl an Antibiotika erleichtert.

Nachteil Genaue Differenzierung nicht möglich.

c) Ziehl-Neelsen-Färbung

Nachweis Mykobakterien.

Prinzip Eine wachsartige Hülle bei bestimmten Bakterien verhindert die Wiederabgabe einmal aufgenommener Farbstoffe nach einer Säurebehandlung.

Durchführung Siehe Färbeanleitungen (Kapitel II, 7, S. 79).

Auswertung Die mikroskopische Untersuchung bei 800–1000facher Vergrößerung läßt säurefeste Stäbchen rot auf hellblauem Grund erkennen.

Vorteil Rascher direkter Bakteriennachweis.

Nachteil Die Entfärbung kann Schwierigkeiten bereiten und muß ausprobiert werden.

H Lymphknoten

H.1 Mikroskopische Untersuchungen

H.1.1 Direktverfahren

Nachweis Trypanosomen.

Probe Lymphknotenaspirat.

Ausrüstung 10–20 ml Spritze mit 1er Kanüle, Objektträger, Deckglas, Mikroskop.

Prinzip Aus dem Lymphknoten wird Gewebsflüssigkeit aspiriert und im Punktat nach den beweglichen Trypanosomen gesucht.

Durchführung Der vergrößerte Lymphknoten wird mit der linken Hand fixiert, die Punktion erfolgt mit einer trockenen, gut ziehenden 10 oder 20er Spritze mit einer Kanüle. Durch Kompression des Lymphknoten wird Gewebssaft in die Kanüle gepreßt; dieser wird auf einen Objektträger ausgeblasen, mit einem Deckglas abgedeckt und bei 400facher Vergrößerung auf bewegliche Trypanosomen abgesucht.

Auswertung Nachweis von rasch sich bewegenden Trypanosomen belegt sanguino-lymphatisches Stadium der Trypanosomiasis.

Vorteil Einfache Methode ohne großen Aufwand.

Nachteil Die Beurteilung des Aspirates muß unmittelbar nach Punktion erfolgen, da sich die Trypanosomen rasch zersetzen.

H.1.2 Färbeverfahren

Nachweis Morphologie der Lymphozyten, Nachweis von Protozoen und färberische Differenzierung von Bakterien.

Probe Aspirationsflüssigkeit.

Ausrüstung 10–20 ml Spritze mit 1er Kanüle, Objektträger, Deckglas, Mikroskop, Trichter, Papierfilter, Färbelösungen (siehe Kapitel II, S. 75 ff.).

Prinzip	Nach geeigneter Färbung ist eine morphologische Zuordnung der Lymphozyten und anderer Lymphknotenzellen möglich. Mit den Bakterienfärbungen können Bakterien oder säurefeste Bakterien identifiziert werden.
Durchführung	Der vergrößerte Lymphknoten wird mit der linken Hand fixiert. Die Punktion erfolgt mit einer trockenen, gut ziehenden 10 oder 20er Spritze mit einer Kanüle. Durch Kompression des Lymphknotens wird Gewebssaft in die Kanüle gepreßt; dieser wird auf einen Objektträger ausgeblasen und mit einem Deckglas ausgestrichen, ohne durch zu hohen Auflagedruck die Zellen zu zerstören. Nach Lufttrocknung werden die Präparate je nach Färbeanleitung fixiert und gefärbt.

a) Pappenheim-Färbung

Nachweis	Kernhaltige Zellen, Protozoen.
Prinzip	Durch die panoptische Färbung werden die Lymphknotenzellen und die Parasiten angefärbt und lassen eine Differenzierung zu.
Durchführung	Siehe Färbeanleitungen (Kapitel II, 1, S. 75ff.).
Auswertung	Bei 400–1000facher Vergrößerung erfolgt die mikroskopische Differenzierung, die Zuordnung der lymphoiden Zellen und die Erkennung von Trypanosomen.

b) Ziehl-Neelsen-Färbung

Nachweis	Mykobakterien.
Prinzip	Eine wachsartige Hülle bei bestimmten Bakterien verhindert die Wiederabgabe einmal aufgenommener Farbstoffe durch die Säurebehandlung.
Durchführung	Siehe Färbeanleitungen (Kapitel II, 7, S. 79).
Auswertung	Die mikroskopische Untersuchung bei 800–1000facher Vergrößerung läßt säurefeste Stäbchen rot auf hellblauem Grund erkennen, z. B. Lymphknotentuberkulose.
Vorteil	Direkter Nachweis säurefester Stäbchen.
Nachteil	Die Entfärbung kann manchmal Schwierigkeiten bereiten und muß ausprobiert werden.

J Haut und Schleimhäute

J.1 Betrachtung

J.1.1 Läuse

Kopfläuse (Pediculus humanus capitis) können leicht durch Betrachten von kurzem Haar auf der Kopfhaut gefunden werden. Bei längerem Haar empfiehlt sich, die Untersuchung mit einem Kamm durchzuführen. Besteht der Verdacht auf Nissen, kann ein Haar mit weißen schuppenähnlichen Anhängen mit der Lupe betrachtet werden. Auch die Läuse selbst können unter Lupenbetrachtung diagnostiziert werden (B 106), das gleich gilt für Filzlaus (Phthirus pubis).

J.1.2 Milben

Scabies (Sarcoptes scabiei) und *Pseudoscabies* (z. B. *Dermanyssus hirundinis).*
Kleine, bis stecknadelkopfgroße Rötung mit zentraler Öffnung über den Körper verteilt können den Verdacht auf eine Krätze bzw. Pseudokrätze wecken. Neben der Betrachtung sollte mit einer Nadel versucht werden, die Milben aus der kleinen Öffnung auszuhebeln und unter Lupenbetrachtung zu diagnostizieren (nicht bei Pseudoscabies, da die Raubmilben nach dem Blutsaugen wieder abwandern und nicht in der Haut verbleiben) (B 107, 108).

J.1.3 Sandfloh

Tungiasis (Tunga penetrans): Das Sandflohweibchen bohrt sich gern in den Nagelfalz der Zehen ein, gelegentlich (insbesondere bei Kindern) findet man auch Sandflöhe in den Nagelfalten der Finger. Sie können aber auch an den übrigen Teilen des Fußes, beispielsweise in der Fußsohle vorhanden sein. Ein dunkler Punkt in der Mitte und eine hell durch die Haut scheinende linsengroße geringe Vorwölbung machen die Diagnostik leicht. Man kann mit einer Nadel oder einem kleinen Skalpell die Haut über dieser Läsion vorsichtig aufschneiden und das Sandflohweibchen mit dem gefüllten Dottersack ganz ausschälen. Zurück bleibt eine kleinerbsgroße Höhle, die durch Desinfektionsmittel behandelt wird. Bei vorsichtigem Entfernen hat man das noch lebende Sandflohweibchen mit dem Dottersack, das mit der Lupe betrachtet werden kann. Im Dottersack finden sich die Eier. Bei unvorsichtiger Manipulation kann der Dottersack platzen und die Eier ausstreuen (B 109).

J.1.4 Fliegenlarven

Myiasis (z.B. Fliegen der Gattung Cordylobia, Dermatobia, Chrysomya, u.a.): Die Fliegenlarven bohren sich durch die gesunde Haut ein. An einer oder an mehreren Stellen bilden sich furunkelartige Hautveränderungen, z.T. mit ausgeprägter roter handflächengroßer Schwellung und einem dunklen Punkt (Hinteröffnung mit Atemorganen). Die Larven müssen durch diese Öffnung Luft gewinnen. Die Diagnose wird nach Entfernen der Larven aus dem Gewebe gesichert. Man dichtet die Stelle durch etwas Vaseline ab. Die Larven versuchen, weiter aus dem Gewebe herauszukommen. Zu diesem Zeitpunkt lassen sich die Larven durch Fingerdruck tief ins Gewebe auspressen (B 110, 111, 112).
Es gibt Fliegen, die ihre Eier im Vorbeifliegen durch Abspritzen im Gesicht bei Tieren und Mensch ablegen können. Beim Menschen bleiben die Eier nach dem Vorbeiflug in der Konjunktiva bzw. in der Lidfalte hängen und werden zum Tränenkanal abgeschwemmt. Dort entwickeln sich die Larven (Ophthalmomyiasis).

J.1.5 Nematodenlarven

Larva migrans cutanea (Hautmaulwurf): Die Larva migrans cutanea wird durch tierpathogene Nematodenlarven (z.B. Ancylostoma brasiliensis) verursacht. Die Larven befallen mit dem Menschen den falschen Wirt und wandern daher in der Haut umher, bis sie nach einigen Monaten absterben. Die Gänge wachsen jeden Tag um einige Zentimeter und sind girlandenförmig angeordnet. Bei stärkerer allergischer Reaktion ergeben sich große Blasenbildungen. Die Gänge sind so charakteristisch, daß allein die Betrachtung die Diagnose erbringt. Die Larve ist einige Zentimeter der sichtbaren Hautreaktion voraus (B 85, 86, 87).

Gnathostomiasis: Die Larven von Gnathostoma spinigerum werden mit dem Genuß von rohem Fisch oder rohen Krabben aufgenommen und bohren sich dann bis zur Unterhaut durch, wo sie ausgeprägte Schwellungen verursachen. Diese kissenartigen wandernden Schwellungen mit z.T. narbig veränderten Hauterscheinungen erlauben nur eine Verdachtsdiagnose. Weitere Kenntnisse über die Epidemiologie und die Ernährungsweise des Patienten sind zur Aufklärung notwendig. Beweisend ist der Nachweis der Larve durch chirurgische Exstirpation eines Gewebsstückchens, in dem die akute Schwellung aufgetreten ist und mikroskopische Betrachtung (B 88, 89).

J.1.6 Nematoden

Dracunculose (Dracunculus medinensis): Es handelt sich um einen Fadenwurm, der vorwiegend in den Extremitäten lokalisiert auftritt. Unter der Haut kann der Wurm in geschlängelter Form abgebildet sein, meist bilden sich geschwürige Öffnungen mit Sekretabgabe im Knöchelbereich. Im Sekret sind lebendige Larven unter der Lupenbetrachtung bzw. mikroskopisch nachweisbar, wenn ein Weibchen vorhanden ist (B 95, 96).

Filariose: Loa Loa wandert durch das Gewebe und kann als kissenartige migrierende Schwellung auftreten. Die Schwellung dauert meist nur wenige Stunden, fällt durch starken Juckreiz, Rötung und z.T. große Schmerzhaftigkeit und großen Druckschmerz auf (B 90). Auch durch chirurgische Intervention ist ein Loa Loa-Wurm meist nicht mehr zu fassen, da er der Schwellung vorauseilt. Gelegentlich ist der Wurm jedoch so hautnah, daß die geschlängelte Wurmgestalt unter der Haut sichtbar wird. Eine sofortige Exstirpation nach Eröffnung der Haut mit dem Skalpell ist angezeigt. Es sollten nur wenige Minuten nach der Feststellung des Patienten vergehen, bis der chirurgische Eingriff erfolgt. Nicht selten findet sich der Wurm auch in der Conjunktiva (B 91).

Elephantiasis (Brugia malayi, Wuchereria bancrofti)
Die adulten Würmer blockieren durch rezidivierende Lymphadenitis und Lymphangitis Lymphknoten und führen zum Bild der zunehmenden Elephantiasis. Im endemischen Gebiet typische Blickdiagnose (B 94).

Onchocerkose: Fältelung der Haut am Rücken deutet im Endemiegebiet auf Onchocerkose. Depigmentierung der Schienbeinkanten kann bei Onchocerkose beobachtet werden. Subcutane Knoten können getastet oder beobachtet werden.

J.1.7 Cestoden

Echinokokkose (Echinococcus granulosus, Echinococcus multilocularis): Die Echinokokkose neigt zur Fistelbildung. Bei der alveolären Echinokokkose ist die Fistelbildung meistens in Höhe der Leber, im Rippenbereich und in der Bauchhaut nachweisbar. Aus den Fistelgängen können Häkchen von Echinokokkusblasen mikroskopisch nachweisbar sein (B 97, 98).

J.1.8 Bakterien

Ulcus tropicum
Es handelt sich um infizierte Stiche oder kleinere Verletzungen, insbesondere an der Schienbeinkante, die durch eine Mischflora infiziert sind. Ein schnell sich ausbreitendes schmerzhaftes Geschwür nach einer banalen Verletzung läßt ein Ulcus tropicum wahrscheinlich erscheinen. Durch Bakterienabstrich läßt sich eine Mischflora feststellen (B 99).
Buruli-Ulcus (Mykobacterium ulcerans)
In Wochen entstehendes großflächiges Hautgeschwür mit erhabenen Wundrändern und relativ trockener Wundfläche. Die Haut um das Geschwür herum ist eindeutig unterminiert. Bakteriennachweis im Abstrich bzw. in der Histologie (B 100).
Donovanose (Calymmatobacterium granulomatis): Es handelt sich um ein feuchtes, eitrig belegtes Geschwür im Genitalbereich mit scharfen Rändern, die aufgeworfen sind. Weitere diagnostische Abgrenzung durch Abstrich (B 101).

Lepra (Mykobacterium leprae)
Indeterminierte Form: Es handelt sich um einzelne depigmentierte Flecken. Eine Diagnose ist allerdings erst retrospektiv möglich, wenn sich daraus eine determinierte Lepra entwickelt hat.

Tuberkuloide Form: Es handelt sich um anästhetische Makulae, die einzeln in verschiedener Größe am Körper auftreten. Nachweis der Anästhesie durch Prüfung des Wärmeempfindens (Reagenzglas mit kaltem Wasser, Reagenzglas mit warmem

Wasser) und der Schmerzempfindung (scharfes und stumpfes Ende einer Kanüle oder einer Sicherheitsnadel). Die Nervenbeteiligung kann an den Extremitäten im Verlauf der peripheren Nervenstränge sichtbar als Verdickung hervortreten oder im Nervenverlauf getastet werden (B 102, 103).
Lepromatöse Form: Meist symmetrisch angeordnete papelartige und beulenartige Hautveränderungen im Gesicht an typischen Stellen Augenbrauen, Backenknochen, Ohren, an den Extremitäten und am Rumpf. Nervenbeteiligung durch Lähmung (z.B. Steppergang bei Peroneuslähmung und Anästhesie nachweisbar) (B. 104, 105).
Interpolare Form (Borderline): die interpolare Form hat Charakteristika der tuberkuloiden wie auch der lepromatösen Lepra. Weitere Unterformen sind nur durch histologische Untersuchungen abgrenzbar.

J.1.9 Protozoen

Leishmaniase:
Cutane Leishmaniase (Aleppo-Beule, Orientbeule durch Leishmania tropica, Chiclero-Ulcus, Uta durch Leishmania mexicana).
Es handelt sich um langsam wachsende Hautgeschwüre nach Stich der Sandfliege, die in verschiedenen klinischen Ausprägungen auftreten. Trockene Form mit Abschilferung und Verhornung, feuchte Form mit schmierig-belegten Ulzerationen, Beulenform in Form von ausgeprägten Hautbeulen, später aufbrechend. Im endemischen Gebiet eine typische Blickdiagnose (B. 81, 82, 83).
Mucocutane Leishmaniase (Espundia durch Leishmania brasiliensis).
Nach einer Hautleishmaniase bildet sich nach monatelanger Latenz eine chronische Schleimhautentzündung in Nase und Rachen. Bei längerem Verlauf entstehen schwere Schleimhautdefekte, die sehr ausgedehnt sein können (B. 84). Eine verdickte, granulomatös veränderte Nasenschleimhaut bei chronischer Rhinitis im endemischen Gebiet ist typisch für eine Schleimhautleishmaniase.

J.2 Mikroskopische Untersuchungsverfahren

J.2.1 Direktuntersuchungen

Schleimhautbiopsie und Quetschpräparat

Nachweis Schistosomeneier (Schistosoma mansoni, S. intercalatum, S. haematobium, S. japonicum).

Probe Schleimhautbiopsie aus Rektum oder Blase.

Ausrüstung Proktoskop bzw. Rektoskop, Zystoskop, Biopsiezangen; Objektträger, dicke Deckgläschen, 1er Kanüle, feuchte Kammer, Mikroskop.

Prinzip Durch Quetschen des stecknadelkopfgroßen Gewebstückes erreicht man eine mikroskopisch verwertbare Schichtdicke.

Durchführung Nach Biopsie wird das Fragment auf den Objektträger aufgetragen. Mit einem starken Deckglas wird unter Druck das Präparat ausgequetscht und bis zur Betrachtung in eine feuchte Kammer gelegt.

Auswertung Bei 160–250facher Vergrößerung sind Schistosomeneier in ihrer Charakteristik deutlich zu erkennen (Schistosoma mansoni seitlicher Stachel, S. haematobium endständiger Stachel, S. intercalatum, endständiger Stachel und charakteristisch geformtes Ei). Es sind Eischalen und auch calcifizierte Eier zu erkennen (Abb. 4, B 76, 77, 78).

Vorteile Gutes Untersuchungsverfahren. Hohe Trefferquote auch bei leichten Infektionen. Differenzierung der Spezies möglich.

Nachteile Invasiver Eingriff mit Blutungsgefahr. Eine gerinnungsphysiologische Voruntersuchung mit der Bestimmung von Quick, PTT, Thrombozyten ist notwendig.

Hautknipsbiopsie (skin snip)

Nachweis Mikrofilarien der Haut (Onchocerca volvulus, Dipetalonema streptocerca).

Ausrüstung Skalpell oder Rasiermesser, Pinzette, gebogene Augenschere oder spezielle Biopsiezange (z.B. Walser-Stanze), Uhrglasschälchen, Objektträger, physiologische Kochsalzlösung, feuchte Kammer.

Prinzip Durch Inkubation der Biopsie in physiologischer Kochsalzlösung wandern die Mikrofilarien aus dem Hautfragment aus und sind im Inkubationsmedium mikroskopisch zu erkennen.

Durchführung Die Hautknipsbiopsie (B 92) wird in einem Uhrglasschälchen oder einem Hohlschliffobjektträger in physiologischer Kochsalzlösung eingelegt und $^1/_2$ bis 1 Stunde belassen. Um das Austrocknen zu vermeiden, wird der Objektträger in eine feuchte Kammer gelegt.

Auswertung Die ausgetretenen Mikrofilarien sind bei 100–250facher Vergrößerung mikroskopisch zu erkennen (Abb. 6).

Nachteil Bei schwachem Befall sind mehrere Biopsien erforderlich, um ggfs. die Diagnose zu verifizieren.

J.2.2 Färbeverfahren

Schleimhautabstriche

Nachweis Bakterien und Mykobakterien.

Probe Abstrich vom Orificium urethrae oder der Vagina auf Gonokokken, Abstrich von der Nasenschleimhaut auf Mykobakterien.

Ausrüstung Öse, Ösenhalter, Tupfer, Objektträger, Deckglas, Färbelösungen (siehe Kapitel II, S. 79 ff.), Mikroskop.

Prinzip Die bakteriologische Übersichtsfärbung nach Methylenblau läßt die intrazellulär liegenden Gonokokken erkennen. Mit der Ziehl-Neelsen-Färbung sind säurefeste Stäbchen zu erkennen.

Durchführung Der Abstrich von der Schleimhaut wird auf einem Objektträger ausgestrichen, luftgetrocknet und nach der Färbeanleitung angefärbt.

a) Methylenblau-Färbung

Nachweis Gonokokken.

Prinzip Die bakteriologische Übersichtsfärbung nach Methylenblau erlaubt die mikroskopische Erkennung der blaugefärbten Bakterien bei 800–1000facher Vergrößerung. Die Gonokokken liegen vorwiegend intrazellulär.

Durchführung Siehe Färbeanleitung (Kapitel II, 8, S. 80).

Vorteil Einfache, rasche und diagnostisch aussagekräftige Methode.

Nachteile Keine.

b) Ziehl-Neelsen-Färbung

Nachweis Mykobakterien.

Prinzip Eine wachsartige Hülle bei bestimmten Bakterien verhindert die Wiederabgabe einmal aufgenommener Farbstoffe nach einer Säurebehandlung.

Durchführung Siehe Färbeanleitung (Kapitel II, 7, S. 79).

Auswertung Die mikroskopische Untersuchung bei 1000facher Vergrößerung läßt säurefeste Stäbchen rot auf hellblauem Grund erkennen, z. B. Lymphknotentuberkulose.

Vorteil Direkter Nachweis säurefester Stäbchen.

Nachteil Die Entfärbung kann manchmal Schwierigkeiten bereiten und muß ausprobiert werden.

Skarifikation

Nachweis Leishmanien, Mikrofilarien, Mykobakterien, Calymatobakterium granulomatis (Donovanose).

Probe Gewebsflüssigkeit nach Hautskarifikation.

Ausrüstung Skalpell oder Rasierklinge, 1er Kanüle, Objektträger, Deckgläser, Glastrichter, Papierfilter, Färbelösungen (siehe Kapitel II, S. 75 ff.), Mikroskop.

Prinzip Durch geeignete Anfärbung werden die Erreger identifiziert.

Durchführung Am Geschwürsrand oder an anderer geeigneter Hautstelle wird durch einen kleinen oberflächlichen Schnitt etwas Gewebssaft gewonnen, auf einen Objektträger aufgetragen, luftgetrocknet, in geeigneter Weise fixiert und gefärbt.
Bei Verdacht auf Lepra werden die Hautskarifikationen an definierten Stellen entnommen, nämlich Stirn, beide Ohrläppchen, Kinn, Vorderarme, Hüften und Stamm.
Merke: Die Ausstriche sollten ohne Blutbeimengung, d. h. nur mit Gewebesaft hergestellt sein.

a) Pappenheim-Färbung

Nachweis	Kernhaltige Zellen, Leishmanien, Donovanose.
Prinzip	Durch die panoptische Färbung werden die Dermiszellen, Makrophagen und die intrazellulär liegenden Leishmanien oder Erreger der Donovanose identifiziert.
Durchführung	Siehe Färbeanleitung (Kapitel II, 1, S. 75).
Auswertung	Die intrazellulär liegenden Parasiten werden bei 800–1000facher Vergrößerung mikroskopisch identifiziert.
Vorteil	Mit einfachsten Methoden durchzuführende Untersuchung.
Nachteil	Das Aufsuchen der Parasiten ist zeitaufwendig und erfordert Erfahrung.

b) Giemsa-Färbung

Nachweis	Dermiszellen, Makrophagen, Leishmanien, Donovanose.
Prinzip	Vereinfachte panoptische Färbung mit Kern- und Zytoplasmadifferenzierung. Parasitenkerne färben sich rot an. Hautmikrofilarien sind gut darzustellen.
Durchführung	Luftgetrockneten Ausstrich über 5 Min. in Methanol fixieren. Färbeanleitung (Kapitel II, 2, S. 77).
Auswertung	Bei 800–1000facher Vergrößerung sind die kernhaltigen Zellen voneinander abzugrenzen, die intrazellulär liegenden Parasiten (Leishmanien) sind gut lichtmikroskopisch zu erkennen.
Vorteil	Einfacheres Färbeverfahren bei Verzicht auf genaue Morphologie der Leukozyten, geeignet für Parasitennachweis.
Nachteil	Genaue Morphologie der blut- bzw. ortsständigen Zellen ist nicht möglich.

c) Ziehl-Neelsen-Färbung

Nachweis	Säurefeste Stäbchen (Mykobakterium tuberculosis, M. ulcerans, M. leprae).
Prinzip	Eine wachsartige Hülle bei bestimmten Bakterien verhindert die Wiederabgabe einmal aufgenommener Farbstoffe nach einer Säurebehandlung.
Durchführung	Siehe Färbeanleitungen (Kapitel II, 7, S. 79).

Auswertung

Die mikroskopische Untersuchung bei 800–1000facher Vergrößerung läßt säurefeste Stäbchen rot auf hellblauem Grund erkennen. Bei der Lepra ist die Bestimmung des bakteriologischen Index (B I) bedeutsam. Er bestimmt die Bakteriendichte.

6 + 1000 säuref. Stäbchen u. Klumpen/Gesichtsfeld
5 + 100–1000 säuref. Stäbchen/Gesichtsfeld
4 + 10–100 säuref. Stäbchen/Gesichtsfeld
3 + 1–10 säuref. Stäbchen/Gesichtsfeld
2 + 1–10 säuref. Stäbchen in 10 Gesichtsfeldern
1 + 1–10 säuref. Stäbchen in 100 Gesichtsfeldern

Vorteil

Einfache und aussagekräftige Untersuchungsmethode. Index als Therapieparameter verwertbar.

Nachteile

Die Entfärbung der Präparate kann Schwierigkeiten bereiten und muß ausprobiert werden.

J.3 Kulturelle Untersuchungsverfahren

J.3.1 Objektträgertest (Pilze)

Nachweis

Dermatophyten (Trichophyton, Epidermophyton, Microsporum Arten), Cycloheximid-empfindliche und -resistente Sproßpilze.

Probe

Hautschuppen von den aktiven Randpartien der Läsionen, Bläscheninhalt bei vesiculösen Läsionen, Nagelspäne, Haarwurzeln.

Ausrüstung

Skalpell, Pinzette, vorbereitete Röhrchen mit agarbeschichteten Objektträgern, z. B. Dermatoslide «Roche», Brutschrank, feuchte Kammer.

Prinzip

Auf zwei unterschiedlichen Nährböden wachsen Dermatophyten und Sproßpilze. Durch Farbumschlag des Nährbodens und die Ausbildung von Mycelen lassen sich Dermatophyten von Sproßpilzen abgrenzen, die als eindeutig glatte Kolonien zu erkennen sind. Zudem sind Cycloheximid-empfindliche von Cycloheximid-resistenten Sproßpilzen zu unterscheiden.

Durchführung Schuppenmaterial, Nagelspäne, Haarstümpfe werden auf dem Objektträger (Dermatoslide) gesammelt (Agar 1 und Agar 2) und in dem beigefügten Röhrchen verschlossen bei 30 °C bis zu 4 Wochen inkubiert.
Es kann auch ein Direktpräparat durch Abklatschen an den Läsionen hergestellt werden. Dazu löst man die obersten Hautschichten und drückt die Agarfläche (zuerst Agar 1, dann 2) nacheinander an die zu untersuchende Hautstelle. Probenmaterial kann auch mit einem sterilen Wattetupfer gleichmäßig auf dem Agar verteilt werden (zuerst Agar 1, dann Agar 2).

Auswertung Die Kulturen verbleiben im Röhrchen verschlossen und werden täglich auf Farbumschlag und Wachstum überprüft. Agar 1: Der Farbumschlag von Gelb nach Rot direkt unter den Kolonien identifiziert Dermatophyten, auch wenn Kolonien noch nicht deutlich zu erkennen sind. Später bildet sich bei diesen Pilzen in der Umgebung ein weißes Luftmycel. Cycloheximid-resistente Sproßpilze sind durch ihre eindeutig glatten Kolonien ohne Luftmycelbildung charakterisiert. Agar 2: Es können alle Pilze wachsen, glatte Kolonien ohne Luftmycel weisen auf Cycloheximid-empfindliche Sproßpilze hin (Candida tropicalis, Torulopsis glabrata, etc.).

Vorteile Einfaches mykologisches Untersuchungsverfahren. Differenzierung verschiedener häufiger Hautmykosen möglich. Beimpfte Dermatoslides können an ein Untersuchungslaboratorium weitergeschickt werden.

Nachteile Voraussetzung ist die langfristige Inkubation bei 30 °C (!) in einem (zusätzlichen) Brutschrank. Die Haltbarkeit der Objektträger bei 20 °C ist begrenzt. Verfallsdatum des Herstellers beachten. Die Agarschicht kann eintrocknen, daher ist während der Inkubation eine Befeuchtung des Inkubators notwendig.

K Knochenmark

K.1 Betrachtung

Punctio sicca: Knochenmarkbröckel werden nicht gewonnen (technischer Abnahmefehler, Osteomyelosklerose, akute Leukämien, chronisch-lymphatische Leukämien, Carcinommetastasen im Mark.

Blut ohne Bröckel: häufig bei Panmyelopathien, Aplasien nach Zytostatikabehandlung (B. 20).

Bröckelhaltiges oder bröckelreiches Mark. Eine weitere Zuordnung ist nicht möglich.

K.2 Mikroskopische Untersuchungsverfahren

K.2.1 Färbeverfahren

Nachweis Morphologie und Differenzierung der Knochenmarkzellen, Eisenspeicherung in Retikulumzellen und Siderinbeladung der Erythroblasten, Bakterien, Parasiten, Pigmentablagerung.

Probe Knochenmarkaspirat.

Ausrüstung Punktionsbesteck für Beckenkammpunktion bzw. für Sternalpunktion, Antikoagulans (Di-Natrium-AEDTA-Lösung 1,107 %, Delta-Pharma, Klemenz & Co.), Objektträger, Deckgläser, Mikroskop, Färbelösungen (Kapitel II).

Prinzip Die im Knochenmarksstroma befindlichen Zellen werden ausgestrichen, so daß entsprechend dem Färbeverfahren eine Beurteilung der Einzelzellen qualitativ oder semiquantiativ möglich ist.

Durchführung Aussortieren der Bröckel über einen schräg in der Färbküvette liegenden Objektträger. Bröckel mit einem Deckglas aufnehmen und mit sanftem Druck wellenförmig auf dem Objektträger ausstreichen. Mehrere Präparate herstellen, lufttrocknen und dann je nach Färbeanleitung fixieren (B. 6, 7, 8).

a) Pappenheim-Färbung

Nachweis Knochenmarks- und Blutzellen, Parasiten.

Probe Luftgetrockneter Knochenmarksbröckelausstrich.

Prinzip Durch die panoptische Färbung werden die kernhaltigen Zellen dargestellt. Man kann weiterhin ortsständige Zellen und Tumorzellen erkennen.

Durchführung Siehe Färbeanleitungen Kapitel II, 1, S. 75ff.

Auswertung Mikroskopische Bewertung der Knochenmarkszelldichte bei einer Vergrößerung von 100–1000fach in und am Rande der Bröckel sowie Beurteilung der Knochenmarkszellen.
Aufsuchen von Tumorzellverbänden, Speicherzellen, z. B. Morbus Gauchet, Malariaparasiten, Leishmanien, Trypanosomen und Pigmentablagerungen (Malariapigment).

Vorteil Differenzierte Beurteilung des blutbildenden Systems und Parasitennachweis möglich.

Nachteil Zeitaufwendiges Verfahren. Die morphologische Bewertung hängt von der Qualität des Ausstriches und der Färbung ab. Eine ausreichende Erfahrung des Untersuchers ist notwendig.

b) Ziehl-Neelsen-Färbung

Nachweis Säurefeste Stäbchen.

Probe Luftgetrockneter Knochenmarksbröckelausstrich.

Prinzip Eine wachsartige Hülle bei bestimmten Bakterien verhindert die Wiederabgabe einmal aufgenommener Farbstoffe nach einer Säurebehandlung.

Durchführung Siehe Färbeanleitungen (Kapitel II, 7, S. 79).

Auswertung Säurefeste Stäbchen sind intrazellulär oder extrazellulär bei einer 1000fachen Vergrößerung als rötliche Bakterien zu erkennen.

Vorteil Bei der Lepra findet sich meist eine systemische Aussaat der Mykobakterien (B1).

Nachteil Die Entfärbung kann manchmal Schwierigkeiten bereiten und muß ausprobiert werden.

c) Eisen-Färbung

Nachweis	Speichereisen und Siderozyten-Sideroblasten.
Probe	Luftgetrockneter Knochenmarksbröckelausstrich.
Prinzip	Mit Kaliumhexacyanoferrat II entsteht bei Anwesenheit von Eisen III-Salzen das Eisen III-Salz der Hexacyano-Eisen-II-Säure (Berliner Blau-Reaktion).
Durchführung	Siehe Färbeverfahren (Kapitel II, 8, S. 80).
Auswertung	Das Speichereisen stellt sich mikroskopisch bei 100–250facher Vergrößerung in den Retikulumzellen in grobscholliger bzw. feingranulärer Form dar. Die Beurteilung bei 1000facher Vergrößerung läßt zudem die Beladung der Erythroblasten mit Sideringranula zu. Zur Bestimmung der Sideroblasten im Knochenmark werden 100 kernhaltige rote Vorstufen ausgezählt und dabei die Art und die Intensität der Eisenlagerung registriert. Mit den nachfolgenden Multiplikationsfaktoren erfolgt die Berechnung eines Index. Stufe 0 Zellen ohne Eisengranula. Stufe 1 Zellen mit einem feinen Eisengranula. Stufe 2 ein grobes oder zwei feine Eisengranula. Stufe 3 mehr als drei Granula. Ringsideroblasten werden gesondert notiert.
Vorteil	Mit relativ einfachen Labormethoden durchführbare, treffsichere Methode zur Bestimmung des Eisenbestandes und der Aufnahme in die roten Vorstufen.
Nachteil	Invasiver Eingriff erforderlich, zeitaufwendiges Ausstreichen der Knochenmarksbröckel, mögliche Färbeartefakte können die Auswertung stören.

II. Anleitung zu den Färbeverfahren

Anleitung zu den Färbeverfahren

Probe Blutausstriche, Abstriche, Tupfpräparate, Sedimentausstriche, Dicke Tropfen.

Hinweis Blutausstriche und Dicke Tropfen werden beim Trocknen leicht von Fliegen vom Objektträger abgefressen, bevor die Färbung erfolgt. Man behilft sich dadurch, daß man Objektträger mit der Blutseite nach unten zum Trocknen auflegt oder einen Ventilator mit starkem Luftstrom auf den Objektträger richtet.

Ausrüstung Färbebank oder Färbeküvetten, Objektträgerhalter, Pinzette, Trichter, Papierfilter.

1. Panoptische Färbung nach Pappenheim (May-Grünwald-Giemsa-Färbung)

Voraussetzung Gute Färberesultate werden nur erzielt, wenn der pH-Wert des Wassers konstant gehalten werden kann.

a) pH-Korrektur

Grobe Einstellung

Ausrüstung Hämatoxylin (Merck Nr. 4305), Ethanol (Merck Nr. 986), Essigsäure (Merck Nr. 62E), Natriumcarbonat (Merck Nr. 6392E).

Durchführung Der pH-Wert des Aqua dest. soll zwischen 6,8 und 7,2 liegen. Frisch bereitetes Aqua dest. muß verschlossen aufbewahrt werden, da sich der pH-Wert durch den CO_2-Gehalt der Luft verändert. Durch langes Kochen entweicht das CO_2 wieder. Die Brauchbarkeit des Aqua dest. läßt sich mit folgender Methode prüfen:
Einige Körnchen Hämatoxylin in absolutem Ethanol lösen, von dieser Lösung einige Tropfen in das zu prüfende Aqua dest. bringen.

a) Rosafärbung nach 1 Min. = alkalisch – unbrauchbar.
b) Rosafärbung zwischen 1–5 Min. = neutral – brauchbar.
c) Nach 5 Min. keine Rosafärbung = sauer – unbrauchbar.
bei a): Zusatz von 1 % Essigsäure.
Bei c): Zusatz von 1 % Natriumkarbonatlösung.

oder

Mommsen Puffer (pH 6,8)

Ausrüstung Kaliumdihydrogenphosphat (Merck Nr. 4873), di-Natriumhydrogenphosphat (Merck Nr. 6585), Aqua dest.

Durchführung 9,08 g Kaliumdihydrogenphosphat in 1000 ml Aqua dest. warm lösen (Lösung I), 11,88 g di-Natriumhydrogenphosphat in 1000 ml Aqua dest. warm lösen (Lösung II). Vor Gebrauch 18 Teile Lösung I mit 22 Teilen Lösung II mischen.

oder

Phosphatpuffer (pH 6,8)

Ausrüstung Kaliumdihydrogenphosphat (Merck Nr. 4873), 0,2 N Natronlauge (Merck Nr. 9140), Aqua dest.

Durchführung 27,22 g Kaliumdihydrogenphosphat in 1000 ml Aqua dest. lösen (Lösung I), 300 ml Lösung I und 120 ml Natronlauge mit Aqua dest. auf 10 l auffüllen.

oder

Phosphatpuffer nach Weise (pH 7,2)

Ausrüstung Puffer Titrisol (Merck Nr. 9879 o. 9468), Aqua dest.

Durchführung 1 Ampulle des Pufferkonzentrates auf 1 l Aqua dest. geben.

b) Färbung auf der Färbebank

Ausrüstung May-Grünwald-Lösung (Merck Nr. 1424), Giemsa's-Lösung (Merck Nr. 9204).

Durchführung Färbelösungen vor Gebrauch immer filtrieren, verdünnte Giemsa-Lösung frisch zubereiten, Giemsa: 10 Tropfen ad 10 ml gepuffertes Aqua dest.
May-Grünwald-Lösung (unverdünnt) auftropfen und 3–5 Min. belassen. Die Fixierung erfolgt gleichzeitig durch den alkoholischen Anteil. Zutropfen von gepuffertem Aqua dest. 1 weitere Min. belassen. Färbelösung abfließen lassen, Giemsa-Lösung verdünnt) aufgießen und 12–20 Min. färben lassen. Gründliches Abspülen mit gepuffertem Aqua dest., Trocknen.

c) Färbung in der Küvette

Ausrüstung Absolutes Methanol (Merck Nr. 6009), May-Grünwald-Lösung (Merck Nr. 1352), Giemsa-Lösung (Merck Nr. 9203).

Durchführung Ausstrich in absolutem Methanol 10 Min. fixieren. May-Grünwald-Lösung 1:1 verdünnen mit Aqua dest. Ausstrich 5 Min. färben, danach in Giemsa-Lösung (10 Tropfen ad 10 ml Aqua dest.) 20 Min. färben. 2× wässern mit Phosphatpuffer pH 6,8 (oder pH 7,2), jeweils 5 Min. trocknen.

2. Färbung des Dicken Tropfens nach Giemsa

Ausrüstung Giemsa-Lösung (Merck Nr. 9204).

Durchführung Dicken Tropfen anfertigen, gut trocknen lassen (B 4, 5). Giemsa-Lösung (verdünnt auf Objektträger auftropfen, verdünnte Giemsa-Lösung frisch zubereiten, Giemsa: 10 Tropfen ad 10 ml gepuffertes Aqua dest. 40 Min. belassen, mit Leitungswasser abspülen, Trocknen.

3. Schnellfärbeverfahren

a) Färbung von Blutausstrichen

Ausrüstung Färbelösungen, z. B. Diff Quik (HARLECO, Belgien), Diff-Quik-Fixierlösung 64851 A, Diff-Quik-Lösung I 64851 B, Diff-Quik-Lösung II 64851 C (Verfallsdaten beachten).

Durchführung Fixation in Fixationslösung (Lösung A) für mind. 1 Min. Eintauchen in Lösung B für 10 Sek. Eintauchen in Lösung C für 15 Sek. Gründlich unter leichtem Hin- und Herbewegen mit dest. Wasser abspülen, trocknen lassen.

b) Färbung für Dicke Tropfen

Ausrüstung Färbelösungen, Diff-Quik-Lösung I 64851 B und Diff-Quik-Lösung II Nr. 64851 C.

Durchführung Dicken Tropfen anfertigen und lufttrocknen lassen (B 4, 5). Eintauchen in Lösung A für 10 Sek. Eintauchen in Lösung B für 15 Sek. Ohne den Objektträger zu schwenken. Kurz mit Aqua dest abspülen, Trocknen lassen.

4. Supravitalfärbung mit Brillantkresylblau

Ausrüstung Brillantkresylblau (Merck Nr. 1280), Physiologische Kochsalzlösung.

Lösungsansatz 1 g Brillantkresylblau, ad 100 ml physiologischer NaCl, Lösung nur frisch herstellen und filtrieren.

Durchführung In der Sahli-Pipette wird die Blutprobe und die Färbelösung im Verhältnis 1 + 1 aufgezogen und in einem Paraffinschälchen durch Ausblasen und mehrfaches Aufziehen gemischt. Die Suspension wird dann in einer feuchten Kammer für 15 Min. inkubiert, danach erneut gemischt und ein dünner Ausstrich hergestellt.

5. Delafield's Hämatoxylin-Färbung

Ausrüstung Delafield's Hämatoxylin-Lösung (Merck Nr. 9252).

Durchführung Delafield's Hämatoxylin in Küvette erhitzen, Objektträger einrasten, 20–30 Min. in heißer Lösung färben, Abspülen mit Leitungswasser, trocknen.

6. Gram-Färbung

Ausrüstung	Gram's Karbolgentianaviolett-Lösung (Merck Nr. 9216) Lugols Lösung (Merck Nr. 9261) Ziehl-Neelsen's Karbolfuchsin-Lösung (Merck Nr. 9215) Äthanol abs. (Merck Nr. 971)
Durchführung	Präparate lufttrocknen, danach dreimalig durch die Flamme ziehen (fixieren). Fixierte Präparate mit Karbolgentianaviolett färben (Farbstoff durch Filter aufträufeln), 3 Min. Farbe abgießen (nicht spülen). Für $1^1/_2$–2 Min. Lugols Lösung auftropfen, abgießen und absoluten Alkohol so lange auftropfen und wieder abgießen, bis keine Farbwolken mehr abgehen, Abspülen mit Wasser, Nachfärben mit 1:10 mit Wasser verdünntem Karbolfuchsin für 15 Sek.–1 Min. Abspülen mit Wasser, Trocknen.

7. Ziehl-Neelsen-Färbung

Ausrüstung	Ziehl-Neelsen-Karbolfuchsinlösung (Merck Nr. 9215) Salzsäure 25 % (Merck Nr. 316) Äthanol abs. (Merck Nr. 971) Methylenblaulösung nach Löffler (Merck Nr. 1287)
Durchführung	Präparate lufttrocknen, dann dreimal durch die Flamme ziehen und damit fixieren. Fixierte Ausstriche mit Karbolfuchsin bedecken und mit Bunsenbrenner vorsichtig bis zur Dampfbildung erhitzen (nicht kochen). Anschließend noch 2 Min. mit Färbelösung liegen lassen. Abspülen mit Wasser, Eintauchen in Salzsäure-Alkohol-Lösung (3 ml Salzsäure ad 10 ml Äthanol) und entfärben bis keine roten Farbwolken von den normal dicken Präparatestellen abgeben. 1–2 Min. Abspülen mit Wasser, 1 Min. Gegenfärben mit verdünnter (1:10) Methylenblaulösung, Abspülen mit Wasser, trocknen lassen.

8. Methylenblau-Färbung

Ausrüstung	Methylenblaulösung nach Löffler (Merck Nr. 1287)
Durchführung	Präparate lufttrocknen, danach dreimal langsam durch die Flamme ziehen und somit fixieren. Fixierte Präparate mit alkoholischer Methylenblau 15–45 Sek. färben, mit Leitungswasser abspülen, Trocknen.

9. Eisen-Färbung

Ausrüstung

Formaldehydlösung (Merck Nr. 3999)
Ethanol (Merck Nr. 971)
Kaliumhexacyanoferrat II (Merck Nr. 4984)
Salzsäure 37 % (Merck Nr. 317)
Aqua dest.
Mayer's Hämalaunlösung (Merck Nr. 9249)

Lösungsansätze

Formolethanollösung:
Formaldehyd 5 ml und Ethanol 100 ml mischen

Ferrocyankaliumsalzsäurelösung:

Kaliumhexacyanoferrat II	1 g
Salzsäure	0,35 ml
Aqua dest.	ad 50 ml

Durchführung

Luftgetrocknete Knochenmarkausstriche über 5 Min. mit Formolethanol in der Küvette fixieren, Fixationslösung abgießen, Ferrocyankaliumsalzsäurelösung zugeben und 5 Min. belassen, abgießen, mit Aqua dest. abspülen. Präparate lufttrocknen lassen. Mit filtriertem Mayer's Hämalaun 12 Min. färben, anschließend in fließendem Wasser spülen und lufttrocknen.

III. Bildtafeln und Abbildungen

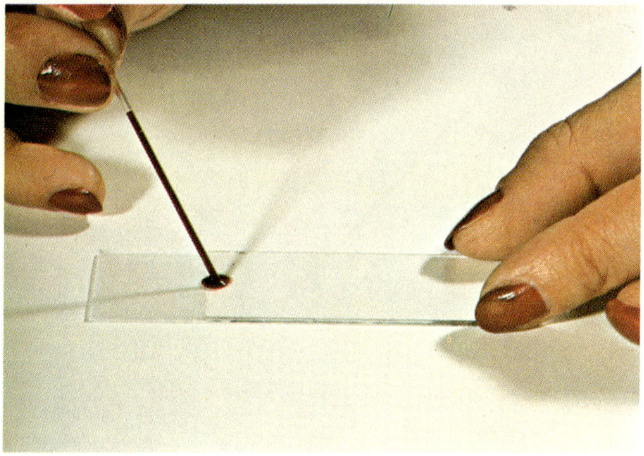

Bild 1: Anfertigung eines peripheren Blutausstriches.

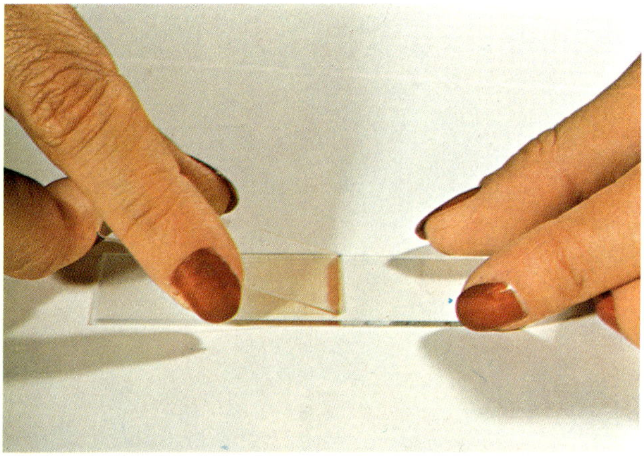

Bild 2: Auf einen dünnen Ausstrich, der nicht bis zum Ende des Objektträgers geht, ist zu achten, um die morphologische Betrachtung zu erleichtern.

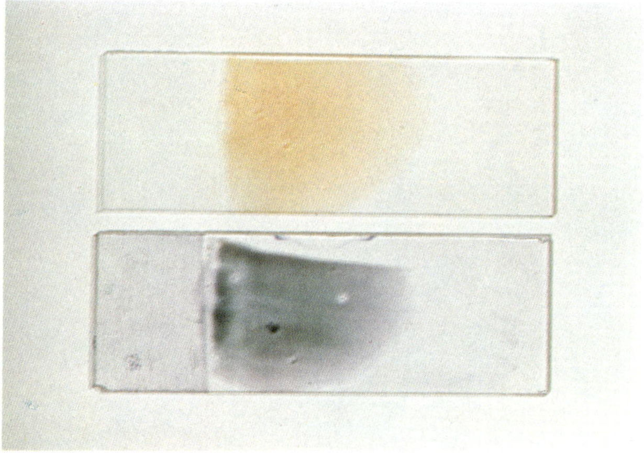

Bild 3: Ungefärbter und nach Pappenheim gefärbter Blutausstrich.

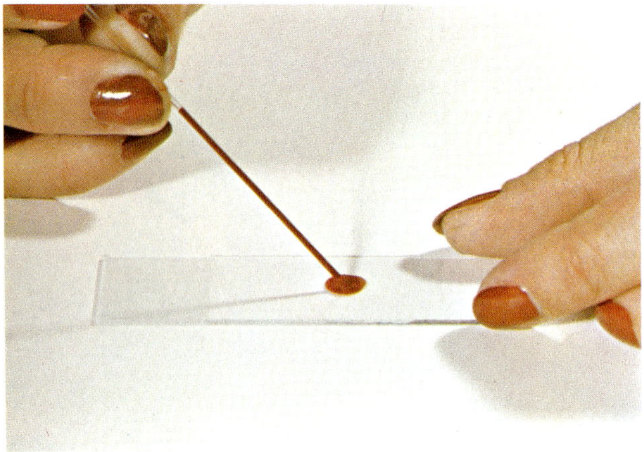

Bild 4: Anreicherung auf Blutparasiten im «Dicken Tropfen».

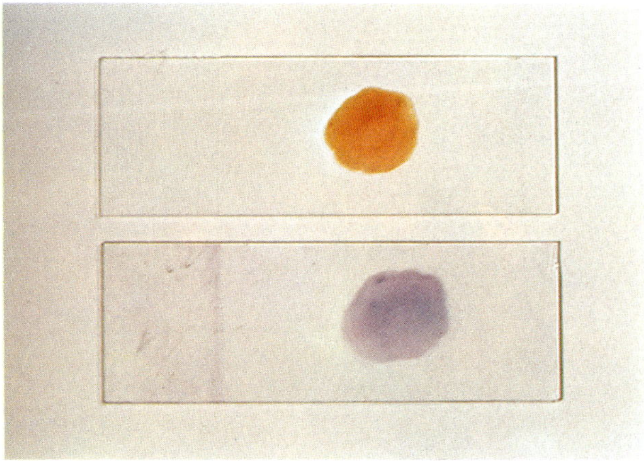

Bild 5: Ungefärbter und nach Giemsa gefärbter «Dicker Tropfen».

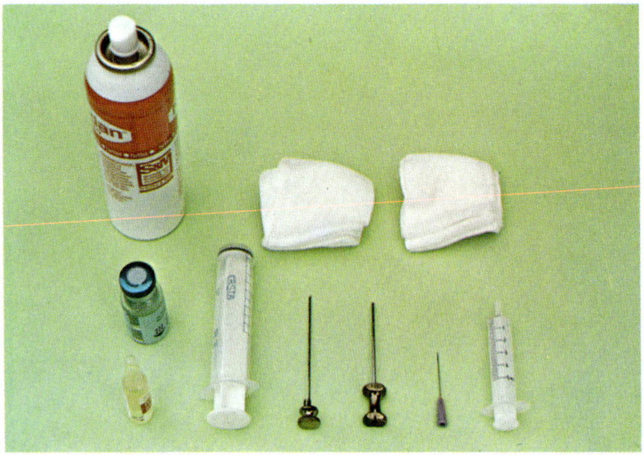

Bild 6: Ausrüstung für die Knochenmarkspunktion: Desinfektionsmittel, Lokalanästhetikum, 5 ml Spritze mit Kanüle, Antikoagulans (EDTA 1,107 %ig), gut ziehende 20 ml Spritze sowie Punktionsnadel mit Mandrin.

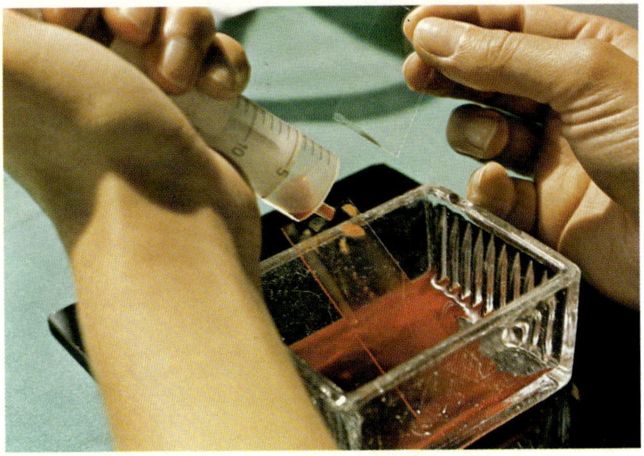

Bild 7: Abtrennung der Knochenmarkbröckel vom Knochenmarkblut durch Ablaufenlassen über einen Objektträger in eine Küvette.

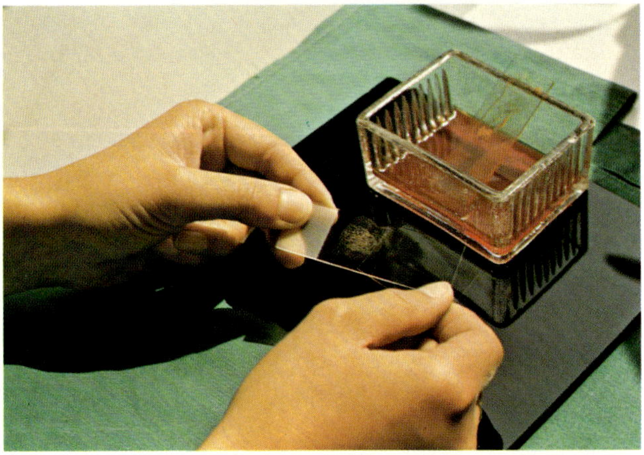

Bild 8: Wellenförmiges Ausstreichen der Bröckel auf dem Objektträger.

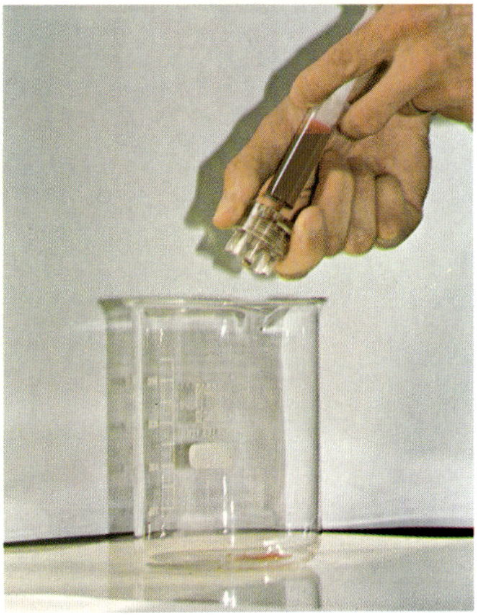

Bild 9: Filtration von mit Aqua dest. hämolysiertem Blut durch einen Nuclepore-Filter zur Anreicherung von Mikrofilarien.

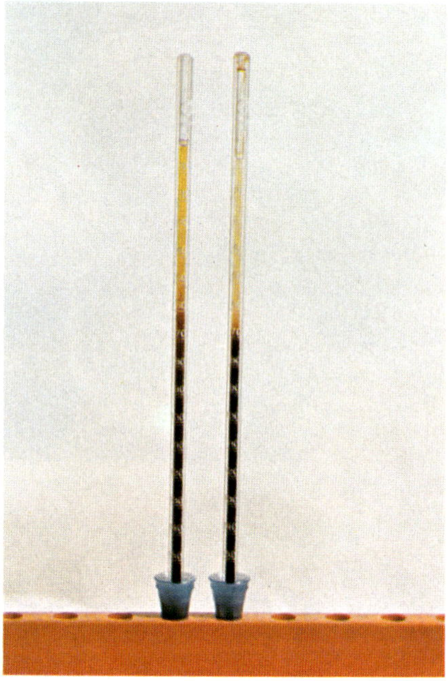

Bild 10

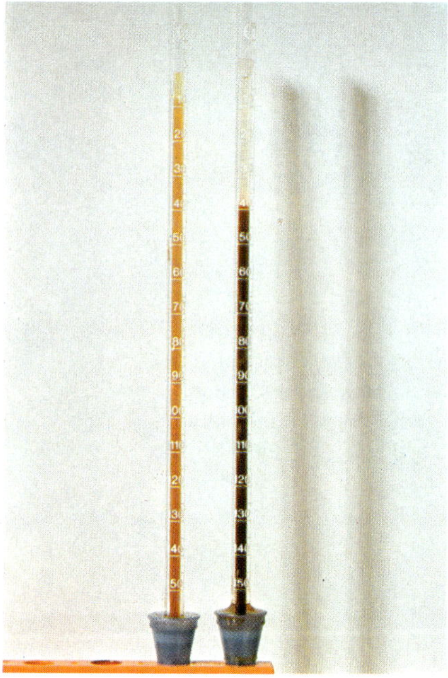

Bild 11

Bild 12

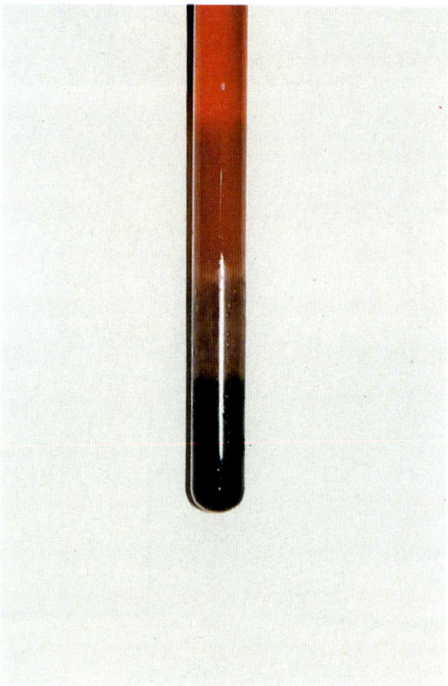

Bild 10: Blutsenkungsapparat nach Westergren. Stark ikterisches Plasma (Bilirubin über 20 mg/dl) links gegenübergestellt einem subikterischem Plasma (Bilirubin 2 mg/dl) rechts.

Bild 11: Links Schleiersenkung bei hämolytischer Anämie, die Senkung ist nicht ablesbar, rechts mäßig beschleunigte Blutsenkung mit gut abgesetzter Erythrozytensäule.

Bild 12: Zentrifugiertes Blut bei Gasbrand. Durch die Hämolyse läßt sich das Plasma nicht abtrennen.

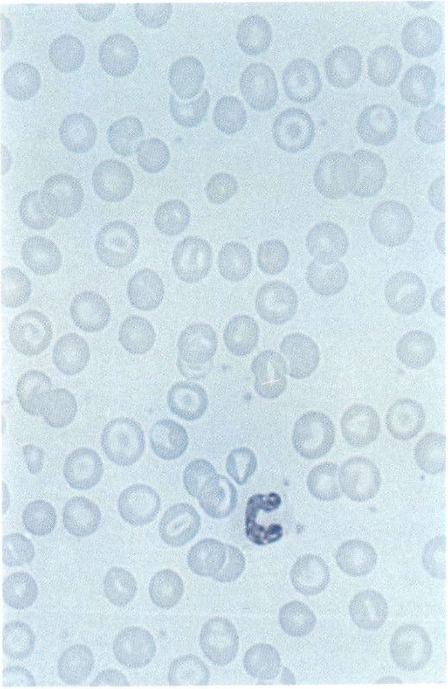

Bild 13: Peripheres Blut: Vermehrung von schießscheibenartigen Erythrozyten (Targetzellen) im Ausstrich bei Thalassämie.

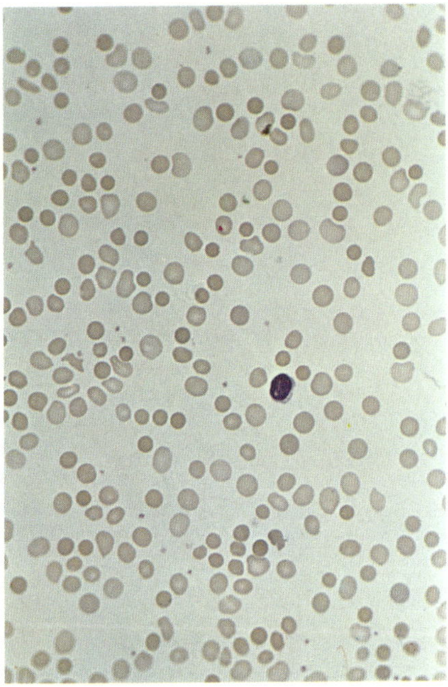

Bild 14: Peripheres Blut: auffällige Anisozytose der Erythrozyten mit zahlreichen Kugelzellen im Ausstrich bei mikrosphaerozytärer Anämie (hämolytischer Ikterus).

Bild 15: Peripheres Blut: spontane Sichelung der Erythrozyten und rote Vorstufe im Ausstrich bei Sichelzellanämie.

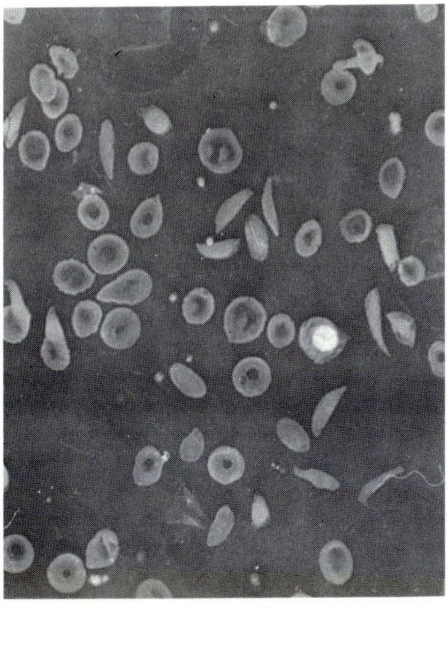

Bild 16: Typisch deformierte Erythrozyten im Sichelzelltest bei Sichelzellanämie (homozygote HbS-Anomalie).

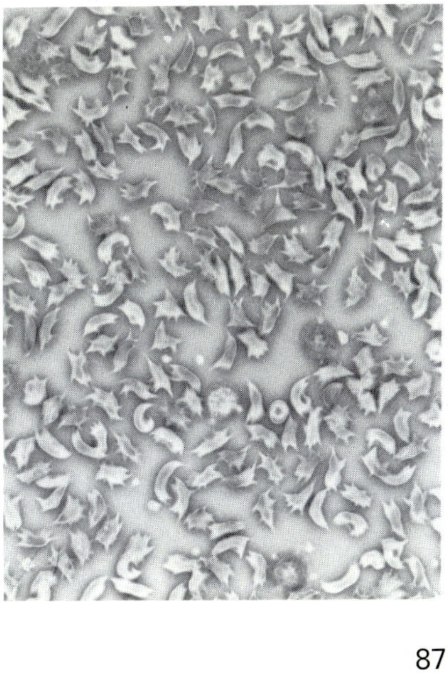

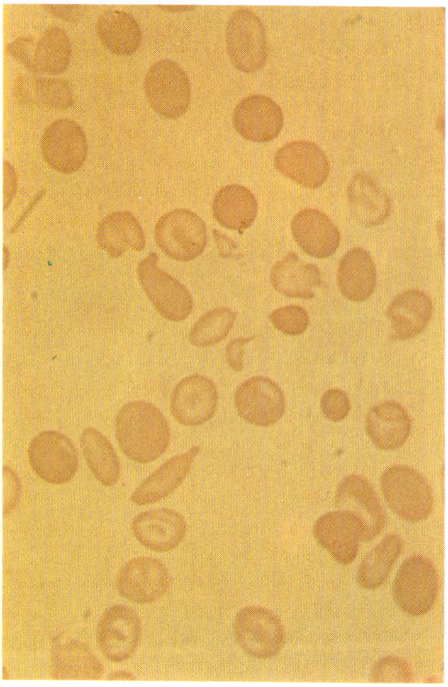

Bild 17

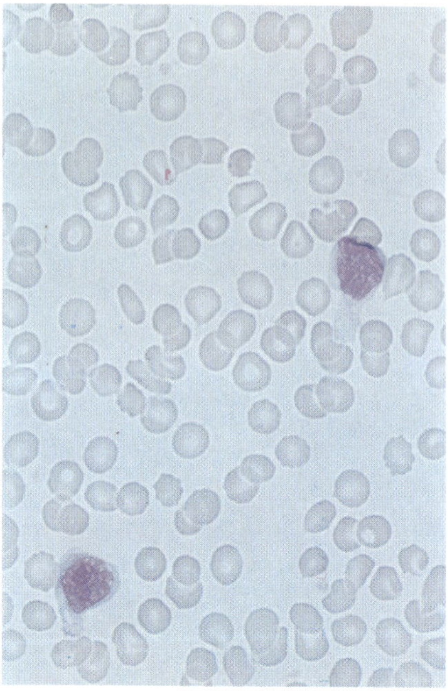

Bild 18

Bild 19

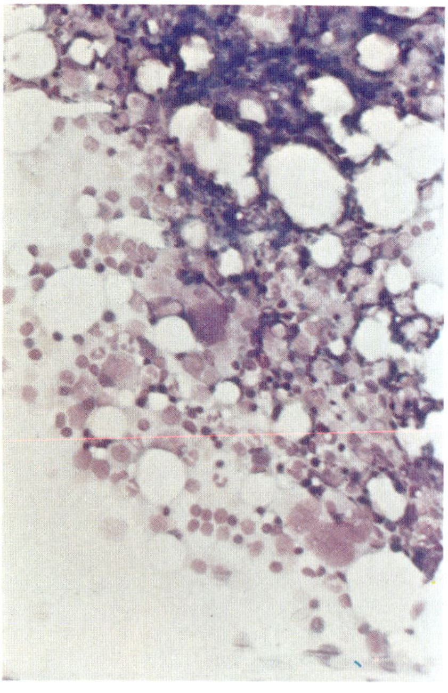

Bild 17: Peripheres Blut:Poikilozytose mit vielen bizarren Erythrozytenformen im Ausstrich bei kombinierter Folsäure- und Eisenmangelanämie.

Bild 18: Peripheres Blut: Lymphozytäre Reizformen («Virozyten») im Ausstrich.

Bild 19: Knochenmarkbröckelausstrich; normale Zelldichte und Verteilung der hämopoetischen Zellen.

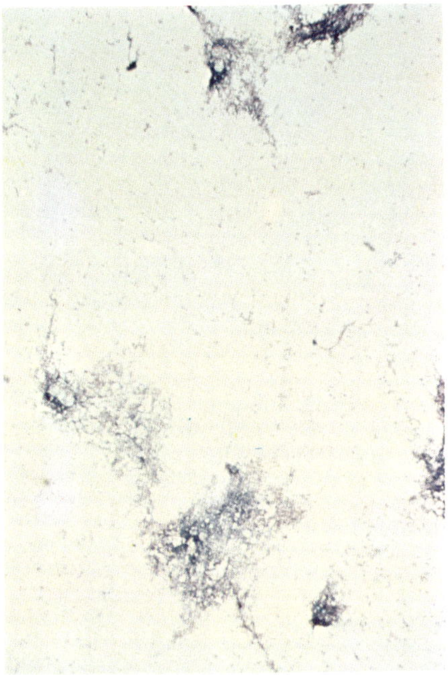

Bild 20

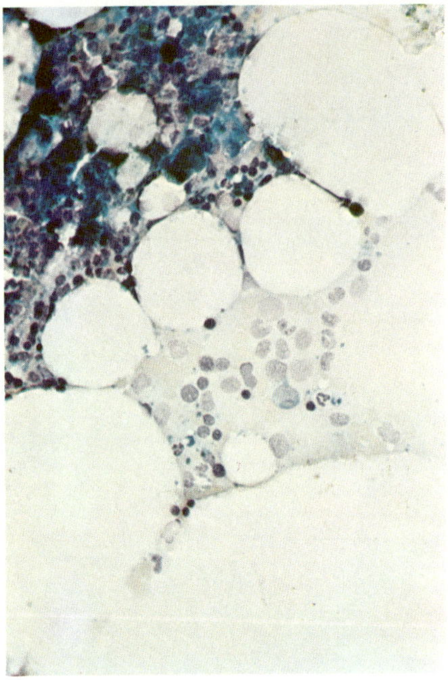

Bild 21

Bild 22

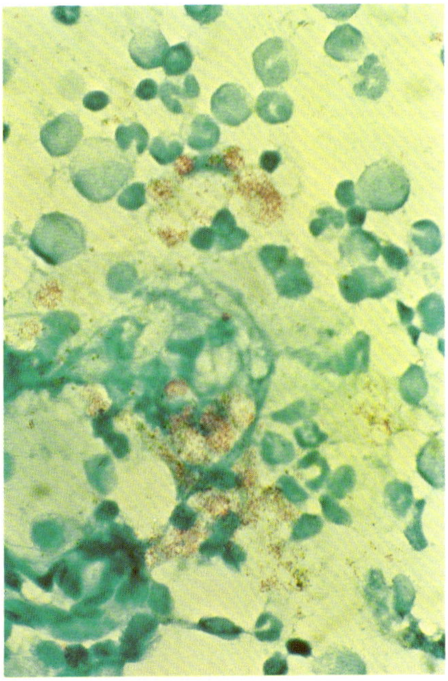

Bild 20: Zellarmer Bröckelausstrich bei Knochenmarkaplasie (Panmyelopathie).

Bild 21: Knochenmark: im Ausstrich mit der Berliner-Blau-Reaktion nachweisbare starke Eisenüberladung.

Bild 22: Knochenmark: im Ausstrich säurefeste Stäbchen in der Ziehl-Neelsen-Färbung.

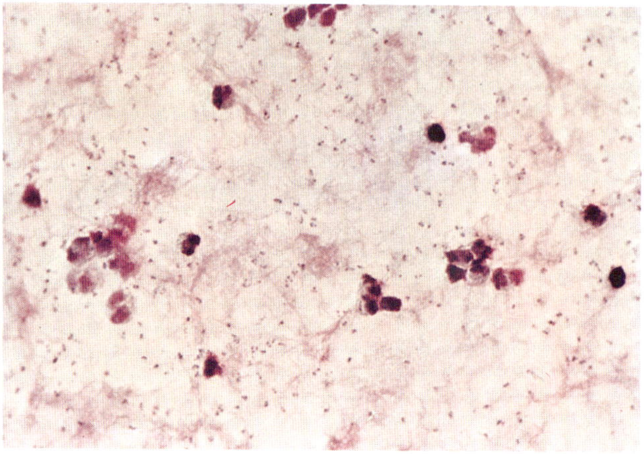

Bild 23

Bild 23: «Dicker Tropfen» Ringe von Plasmodium falciparum.

Bild 24: «Dicker Tropfen» Gameten von Plasmodium falciparum.

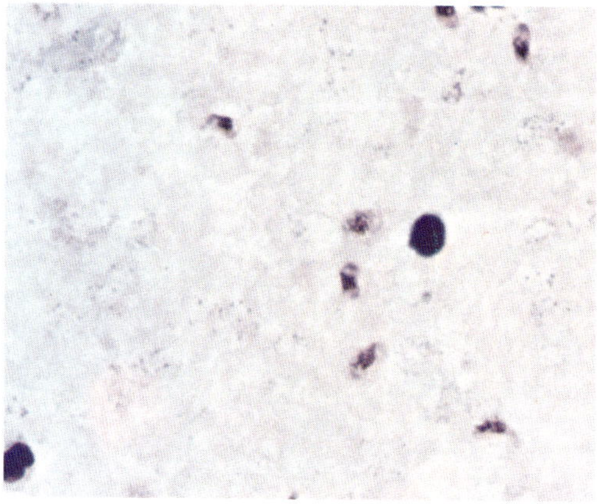

Bild 24

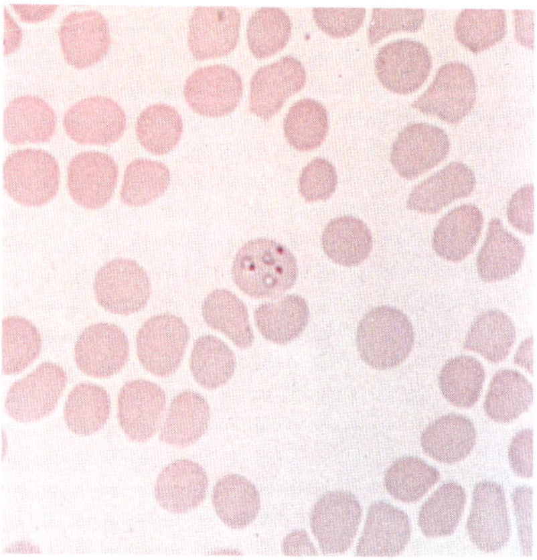

Bild 25

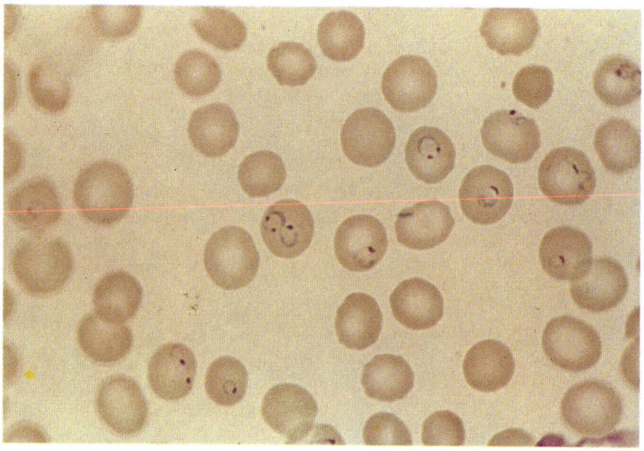

Bild 26

Bild 25: Peripheres Blut: im Ausstrich Mehrfachinfektion der Erythrozyten mit Plasmodium falciparum.

Bild 26: Peripheres Blut: im Ausstrich starke Infektion der Erythrozyten mit Ringen von Plasmodium falciparum.

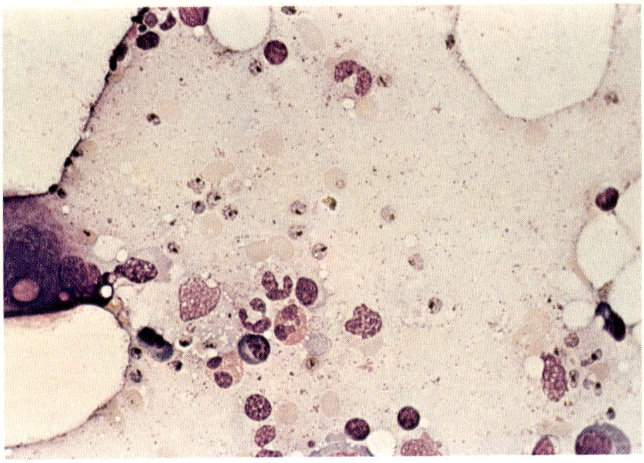

Bild 27: Knochenmark: im Ausstrich Ringe und heranreifende Trophozoiten von Plasmodium falciparum.

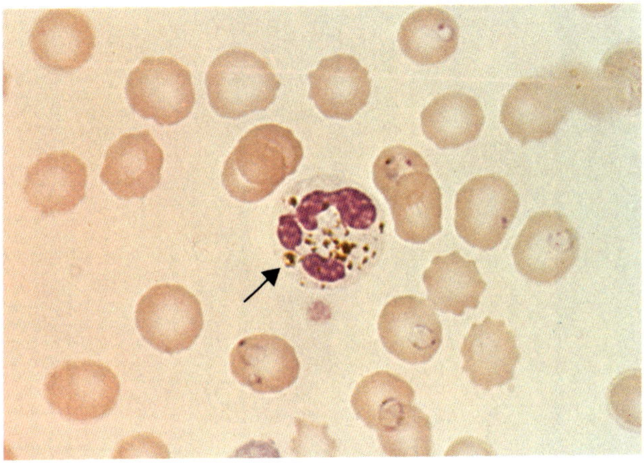

Bild 28: Knochenmark: im Ausstrich Ringe von Plasmodium falciparum, Granulozyt mit Malariapigment (Pfeil).

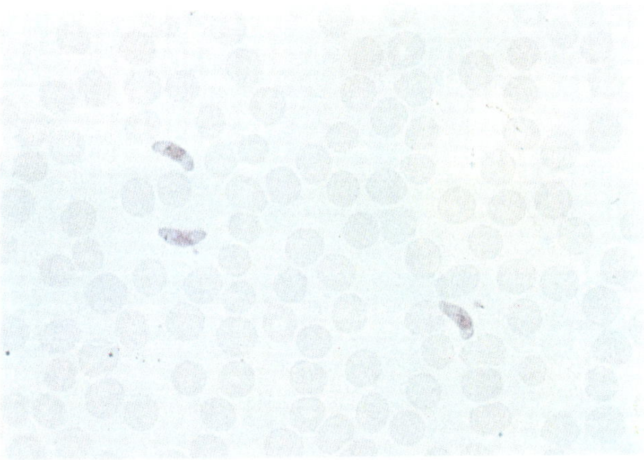

Bild 29: Peripheres Blut: im Ausstrich Gameten von Plasmodium falciparum.

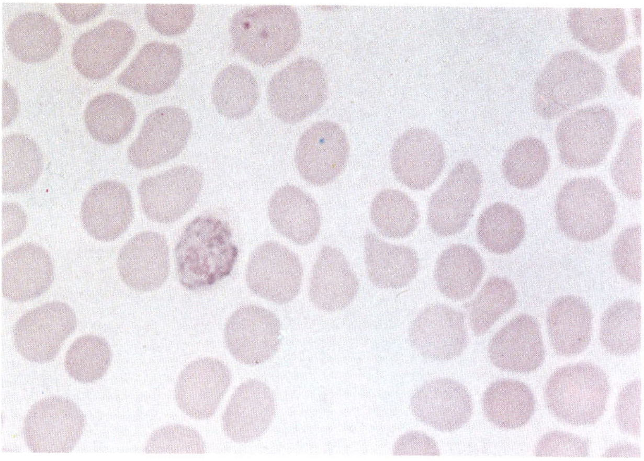

Bild 30: Peripheres Blut: im Ausstrich Ringe und Gameten von Plasmodium vivax.

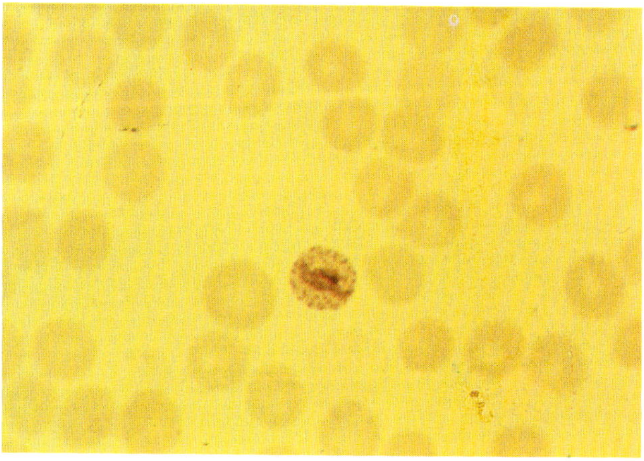

Bild 31: Peripheres Blut: im Ausstrich reiferer Trophozoit von Plasmodium ovale mit typischem ovalen Umriß.

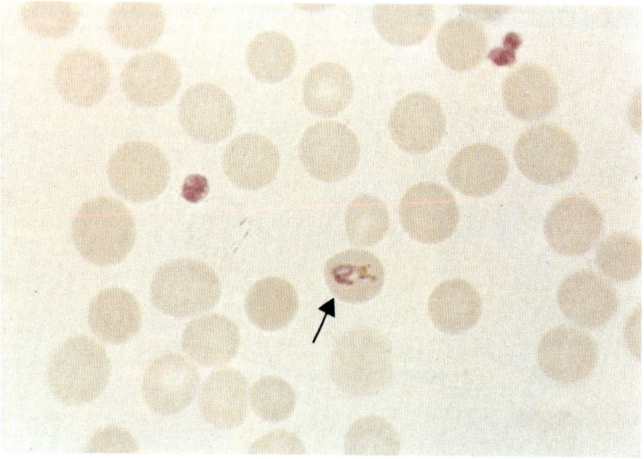

Bild 32: Peripheres Blut: im Ausstrich heranwachsender Trophozoit bei Malaria quartana (Bandform von Plasmodium malariae).

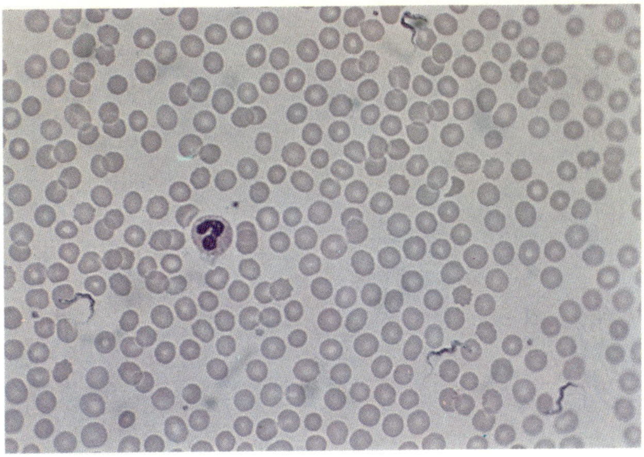

Bild 33: Peripheres Blut: im Ausstrich Trypanosoma b. gambiense.

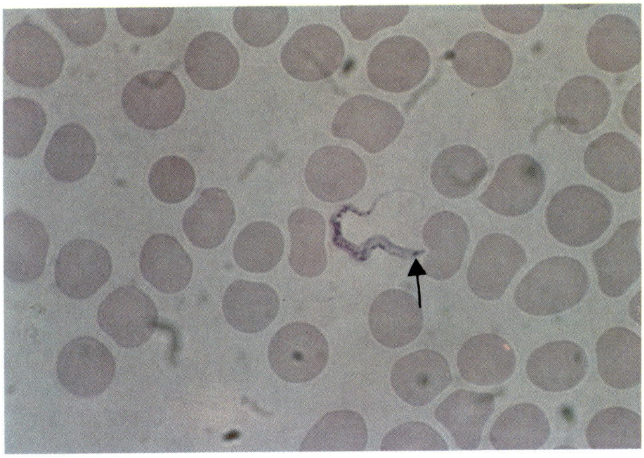

Bild 34: Peripheres Blut: im Ausstrich Trypanosoma b. gambiense Kinetoplast und Flagellum gut erkennbar (Pfeil Kinetoplast).

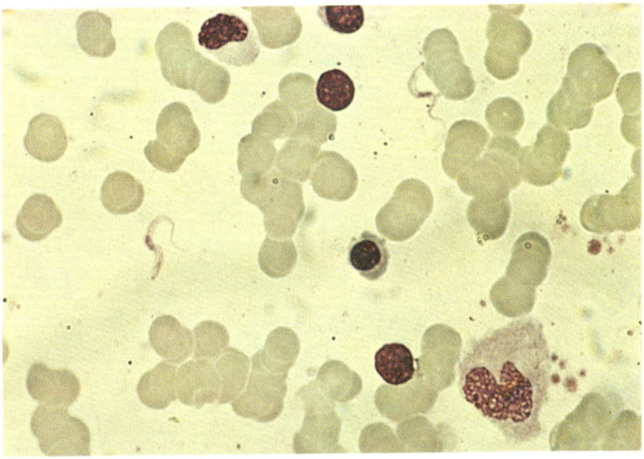

Bild 35: Knochenmark: im Ausstrich Trypanosoma b. gambiense.

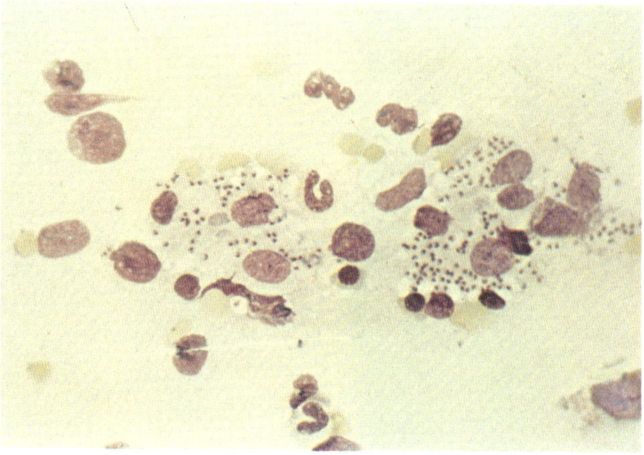

Bild 36: Knochenmark: im Ausstrich finden sich in Histiozyten und Makrophagen Leishmania donovani.

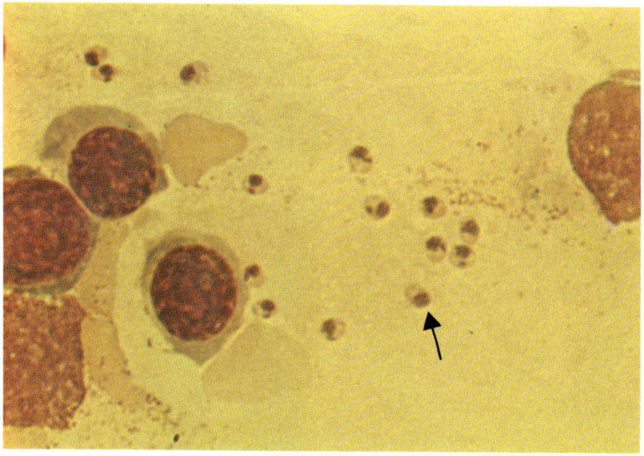

Bild 37: Knochenmark: im Ausstrich neben 2 Erythroblasten freiligende Leishmania donovani (Pfeil)

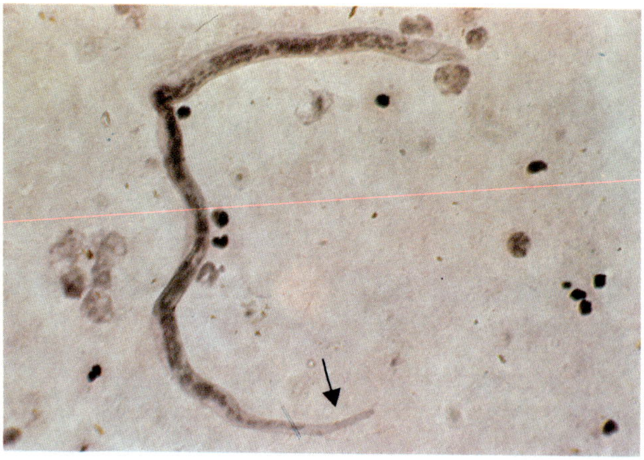

Bild 38: Peripheres Blut: in der Anfeicherung Mikrofilarie von Brugia malayi mit deutlicher Scheide (Pfeil).

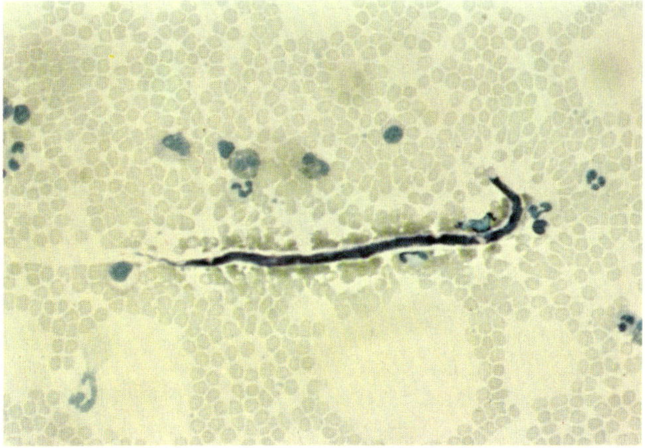

Bild 39: Peripheres Blut: im Ausstrich Mikrofilarie von Loa Loa.

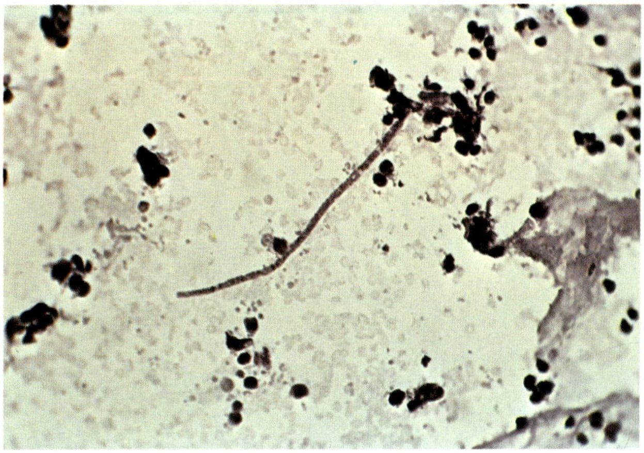

Bild 40: Peripheres Blut: in der Anreicherung Mikrofilarie von Dipetalonema perstans.

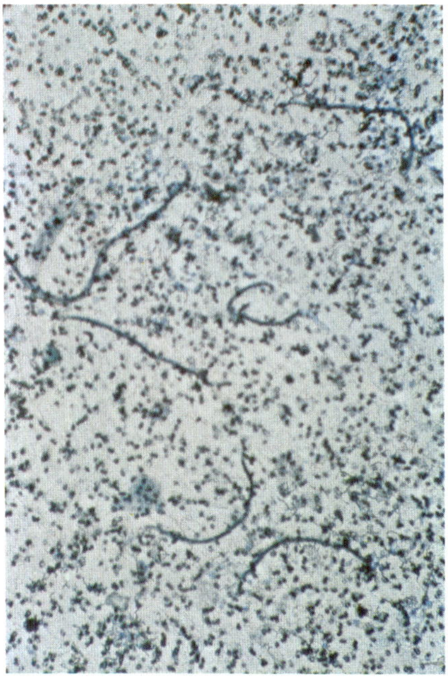

Bild 41

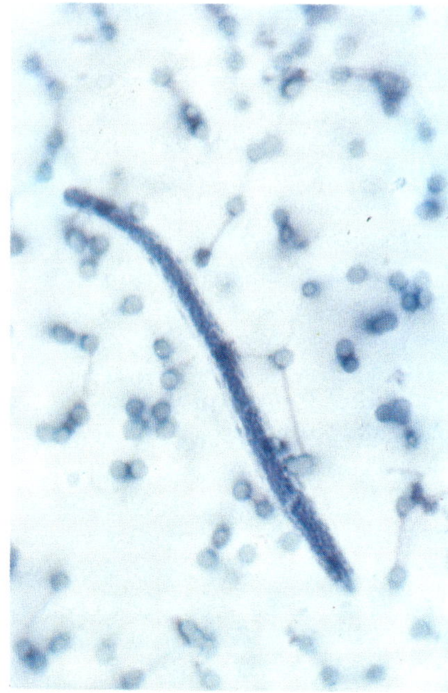

Bild 42

Bild 43

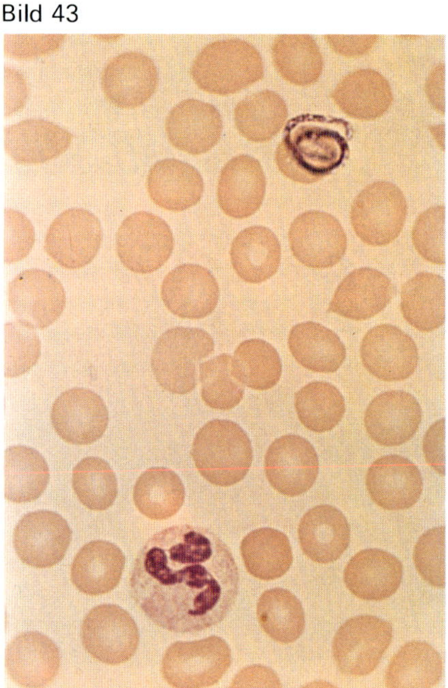

Bild 41: Peripheres Blut: in der Anreicherung durch Filtration finden sich Mikrofilarien von Dirofilaria immitis auch im Filter.

Bild 42: Peripheres Blut: in der Anreicherung durch Filtration findet sich eine Larve von Trichinella spiralis auf dem Filter.

Bild 43: Peripheres Blut: im Ausstrich Artefakt. Es handelt sich um die Kontamination durch Sporen von Helicosporus fungi. Wegen der sehr viel geringeren Länge ist eine Vèrwechslung mit Mikrofilarien nicht möglich.

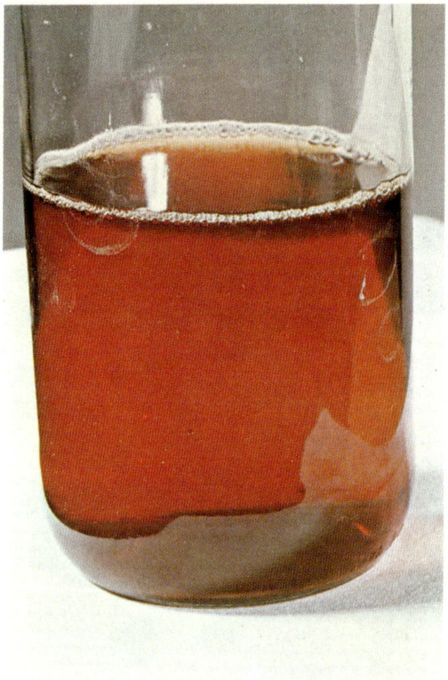

Bild 44

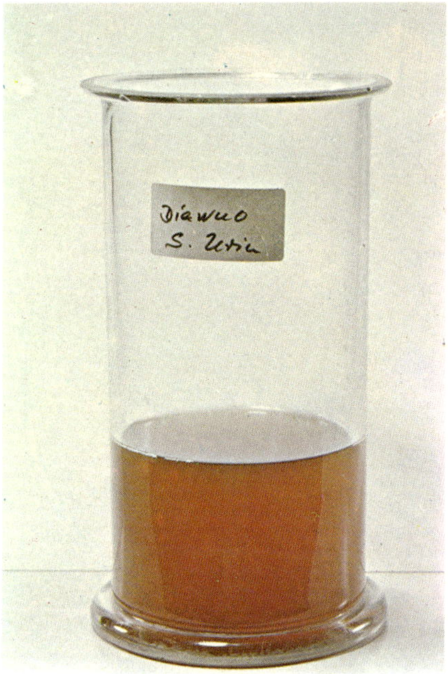

Bild 45

Bild 46

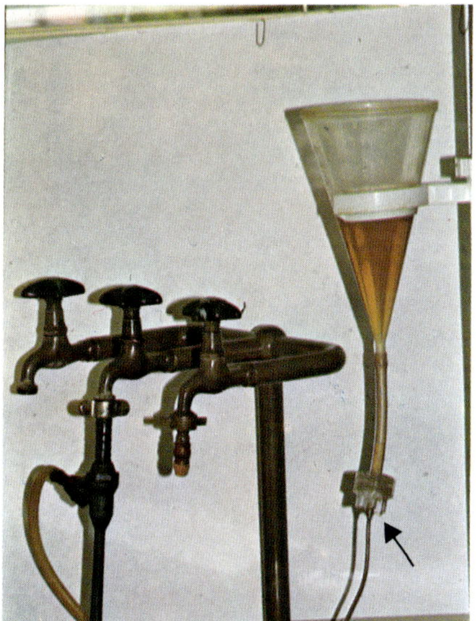

Bild 44: Spontanurin: Hämoglobinurie bei akuter Hämolyse.

Bild 45: Spontanurin: Makrohämaturie bei Blasenbilharziose.

Bild 46: Vorrichtung zur Urinfiltration auf Wurmeier: Spitzglas, Filterhalter mit Nuclepore-Filter (Pfeil), Wasserstrahlpumpe.

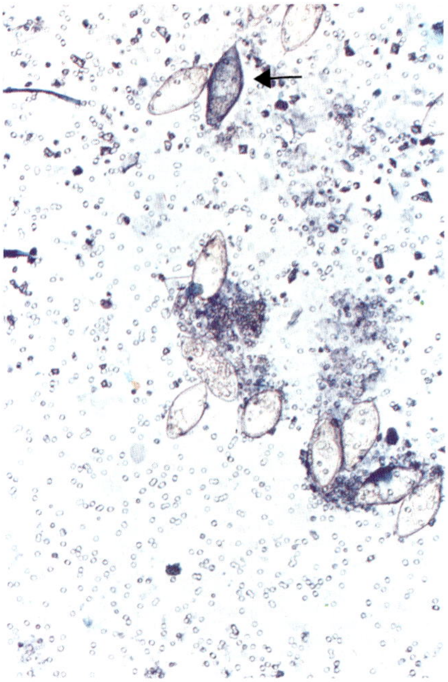

Bild 47: Urinfiltration: Eier von Schistosoma haematobium auf Nuclepore-Filter. Neben vitalen Eiern ein nach Trypan-Blau-Färbung kenntlich gemachtes devitales Ei (Pfeil).

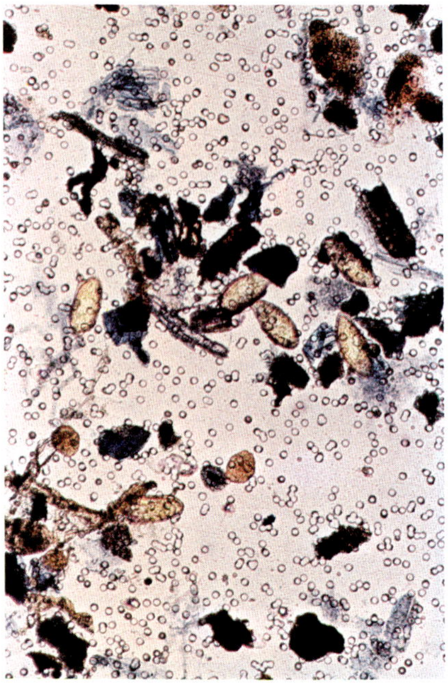

Bild 48: Urinfiltration: Mehrere Eier von Schistosoma mansoni auf dem Filter. Seitenstachel deutlich erkennbar.

Bild 49: Urinfiltration: Eier von Schistosoma haematobium und S. intercalatum auf dem Filter.

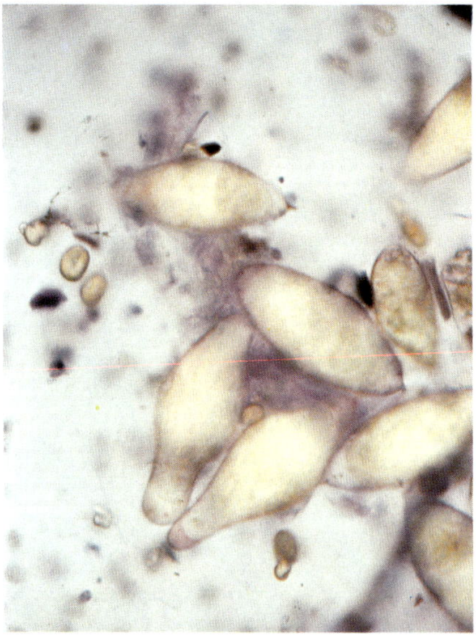

Bild 50: Urinfiltration: aus der Eihülle ausschlüpfendes Miracidium mit gut erkennbaren Wimpern (Pfeil) zur aktiven Fortbewegung.

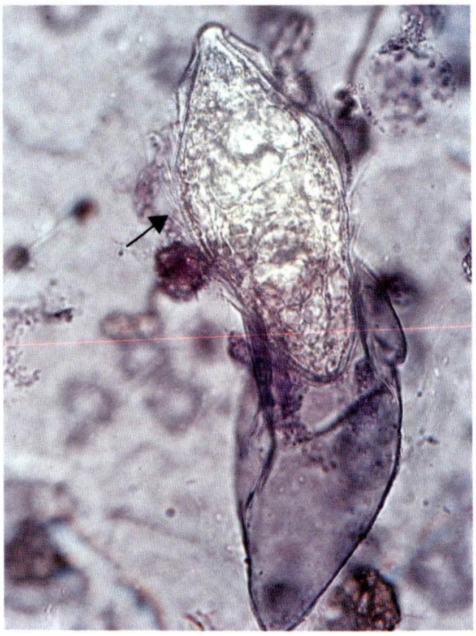

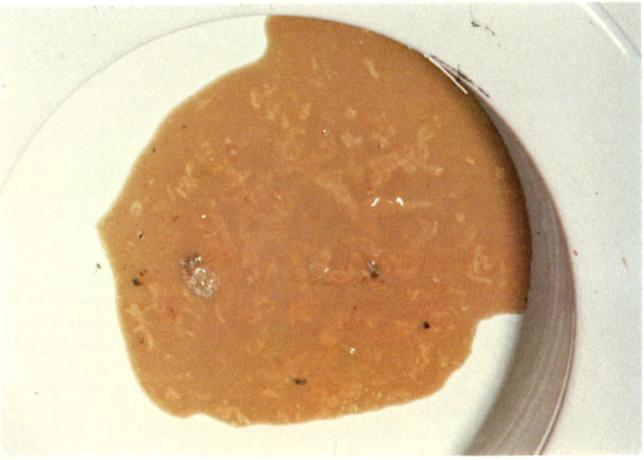

Bild 51: Stuhl: schleimig-blutiger Stuhl bei Amöbenruhr.

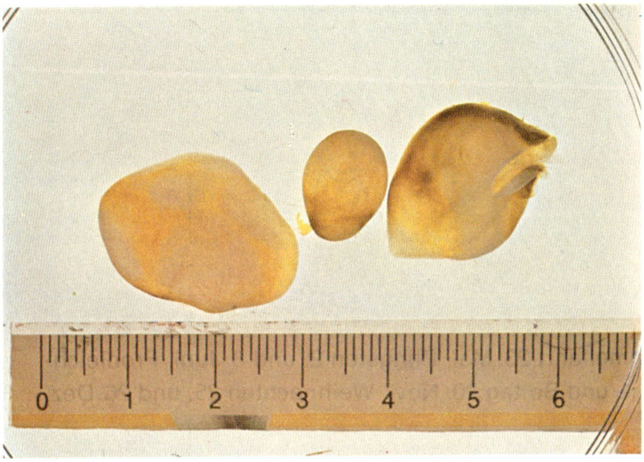

Bild 52: Weinbeerartige Cysten von Echinococcus granulosus.

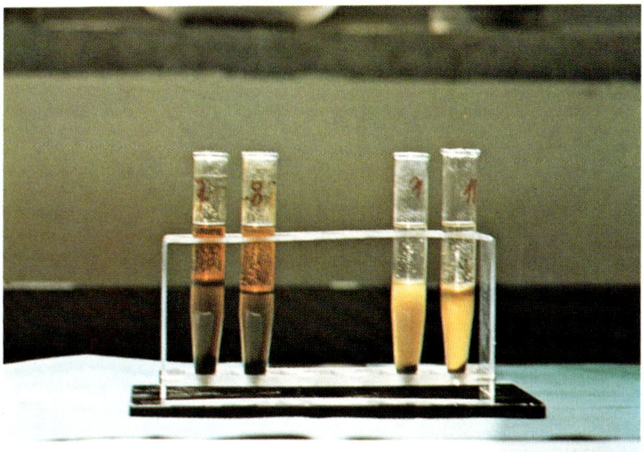

Bild 53: Anreicherungsverfahren auf Parasiten: rechts: Telemann-Methode auf Wurmeier, links: MIF-Konzentrationsmethode auf Wurmeier und Protozoen.

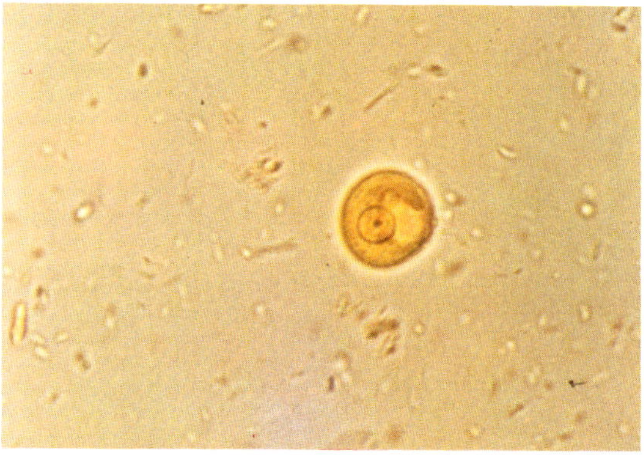

Bild 54: Stuhl: in der MIF-Konzentration: einkernige Cyste von Entamoeba histolytica.

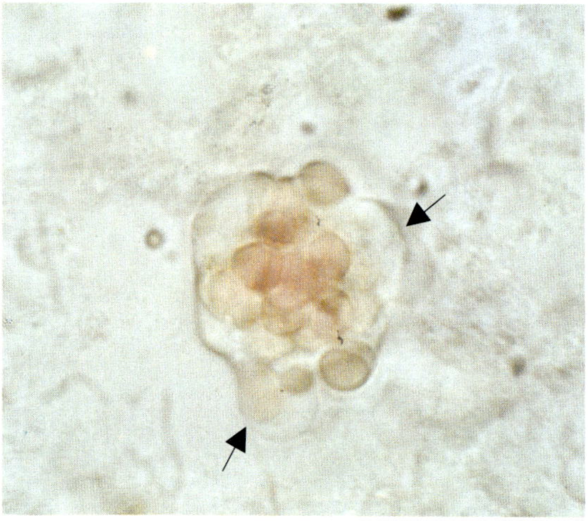

Bild 55: Stuhl: in der Nativaufschwemmung vegetative Form von Entamoeba histolytica mit Phagozytose von zahlreichen Erythrozyten und 2 Pseudopodia mit Ektoplasma erkennbar (Pfeil).

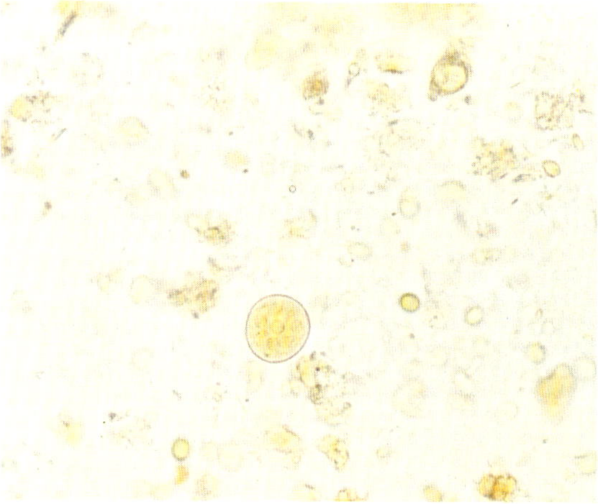

Bild 56: Stuhl: in der MIF-Konzentration Cyste von Entamoeba coli.

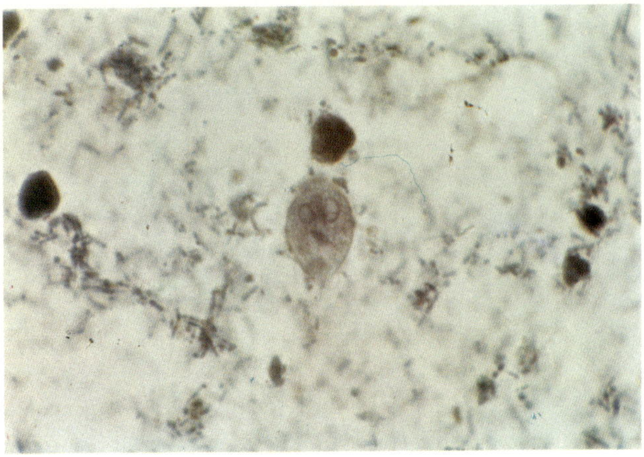

Bild 57: Stuhl: Giardia lamblia.

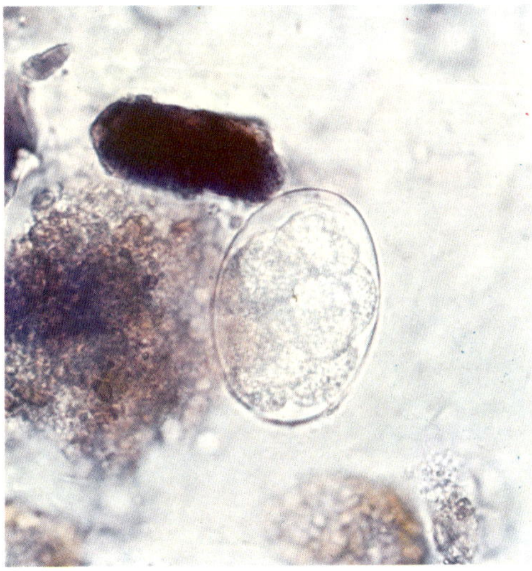

Bild 58: Stuhl: in der Anreicherung Ei von Ancylostoma duodenale.

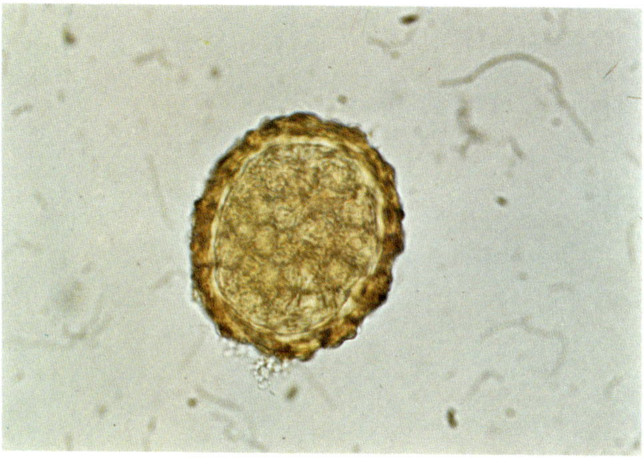

Bild 59: Stuhl: in der MIF-Konzentration Ei von Ascaris lumbricoides.

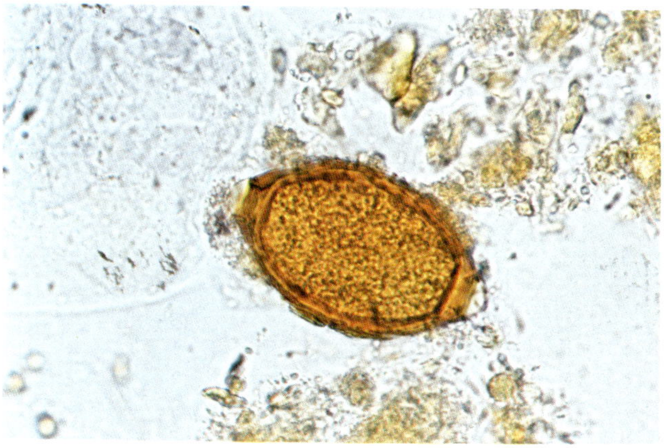

Bild 60: Stuhl: in der MIF-Konzentration Ei von Trichuris trichiura.

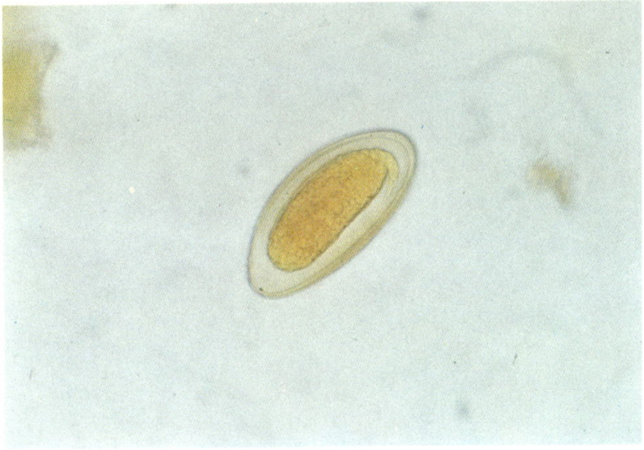

Bild 61: Stuhl: in der Anreicherung Eier von Enterobius vermicularis.

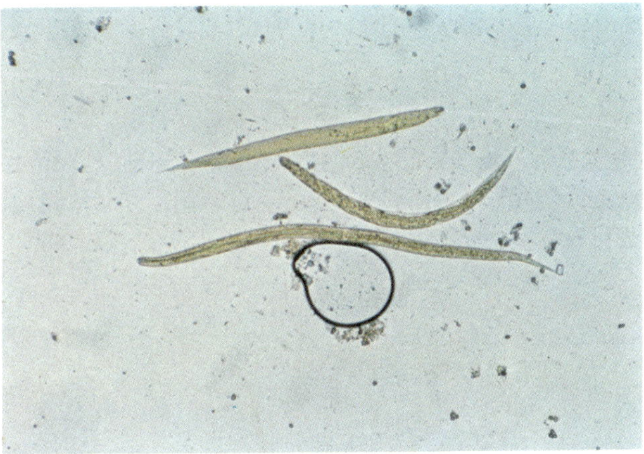

Bild 62: Anreicherung von Strongyloides stercoralis-Larven.

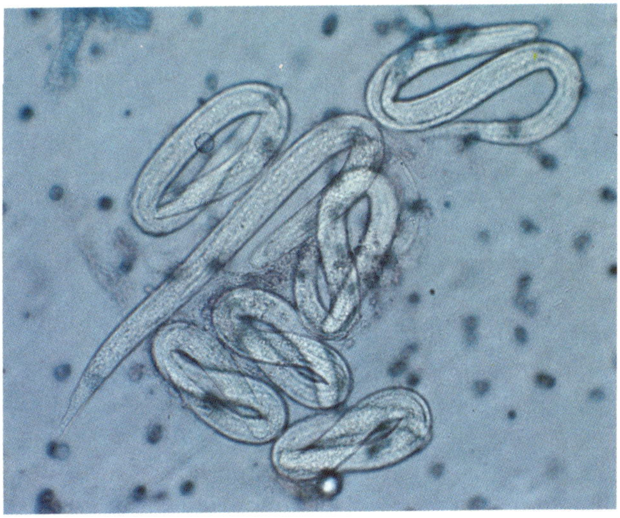

Bild 63: Duodenalsaft: in der Filtration Larven von Strongyloides stercoralis.

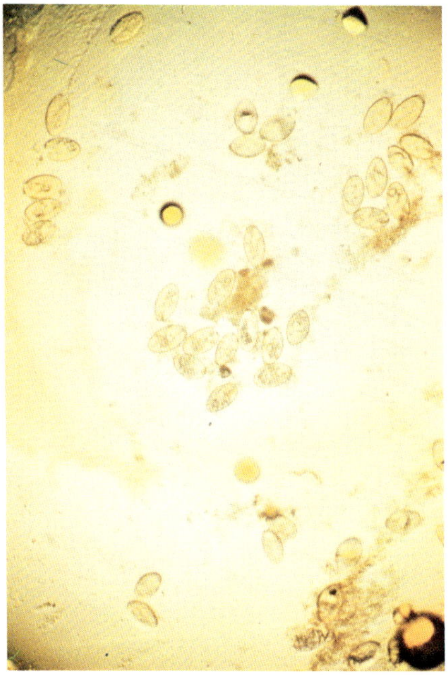

Bild 64: Duodenalsaft: zahlreiche Eier von Fasciola hepatica.

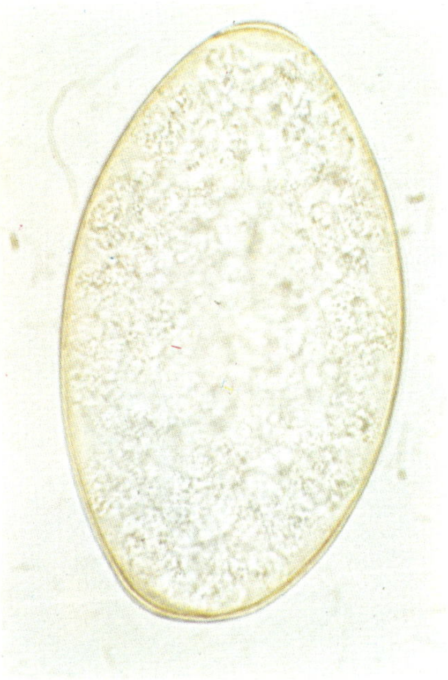

Bild 65: Duodenalsaft: Ei von Fasciola hepatica mit deutlich erkennbarem Deckel.

Bild 66: Duodenalsaft: Eier von Clonorchis sinensis. .

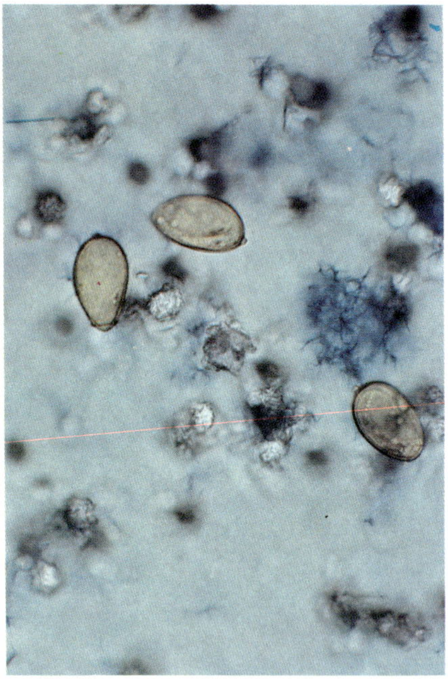

Bild 67: Stuhl: in der Filtration nach Behandlung aufgefangene erwachsene Clonorchis sinensis.

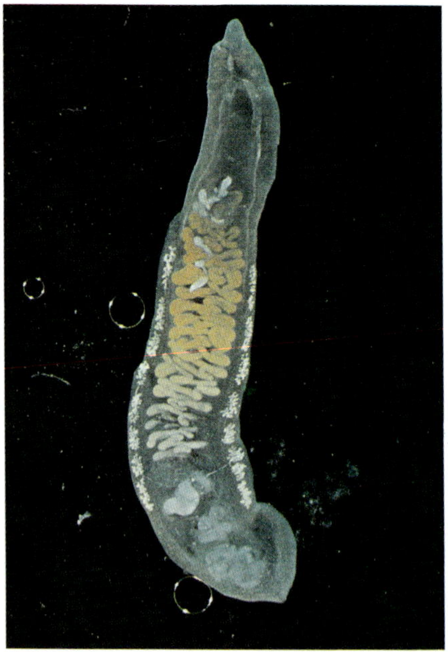

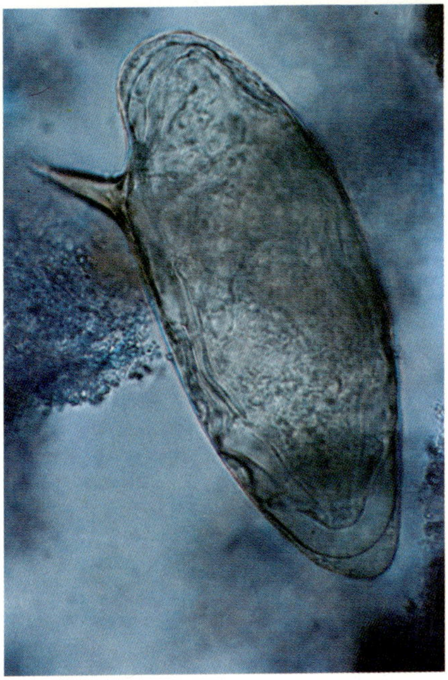

Bild 68: Stuhl: in der MIF-Konzentration Ei von Schistosoma mansoni mit deutlichem seitlichen Stachel und erkennbarem Miracidium.

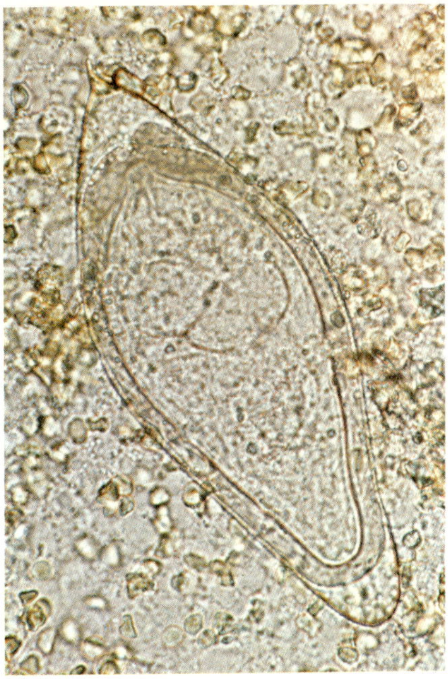

Bild 69: Stuhl: in der MIF-Konzentration Ei von Schistosoma intercalatum mit endständigem Stachel und typischer Eiform. Miracidium gut erkennbar.

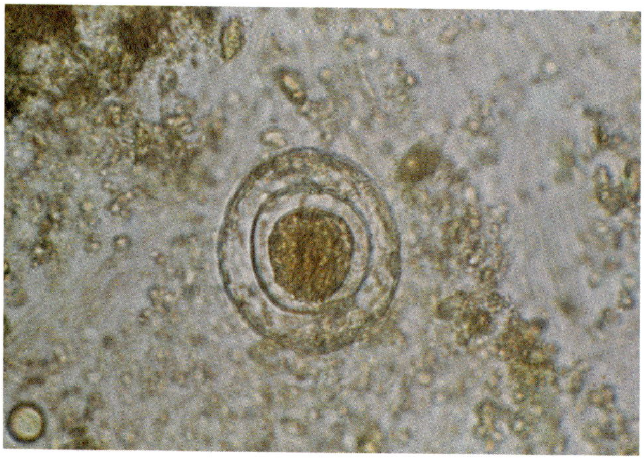

Bild 70: Stuhl: in der MIF-Konzentration Ei von Hymenolepis nana.

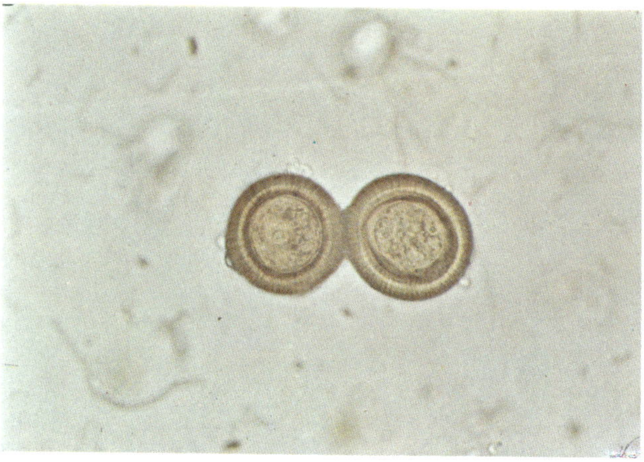

Bild 71: Stuhl: in der MIF-Konzentration Eier von Taenia saginata.

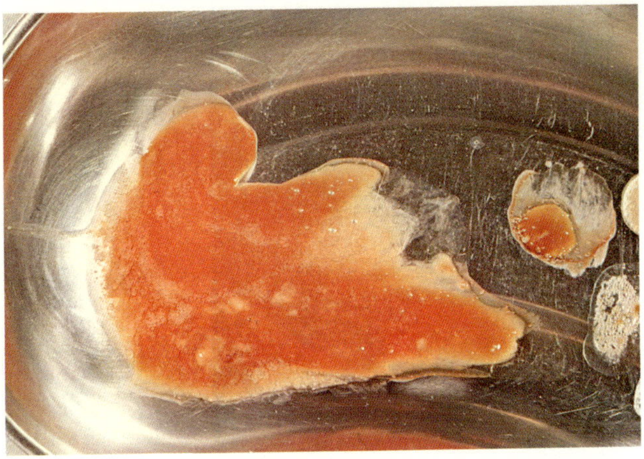

Bild 72: Sputum: blutig tingiertes, schleimiges Sputum (himbeergeleeartig) nach Durchbruch eines Amöbenleberabszesses in das Bronchialsystem.

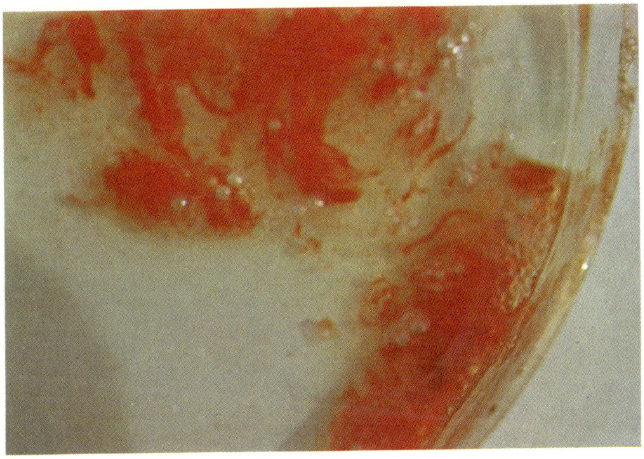

Bild 73: Sputum: blutig tingiertes Sputum bei Paragonimiasis.

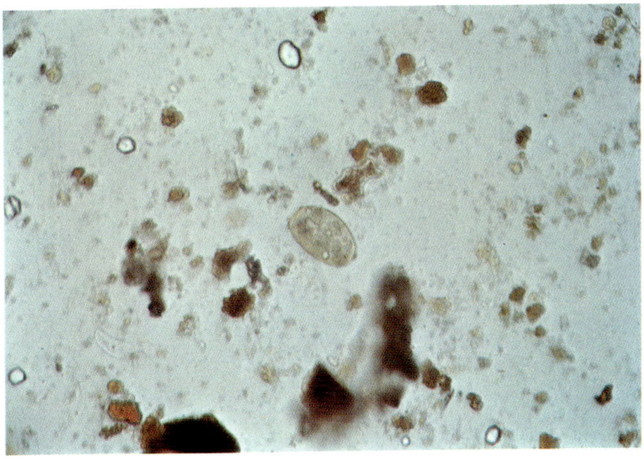

Bild 74: Stuhl: in der MIF-Konzentration Ei von Paragonimus.

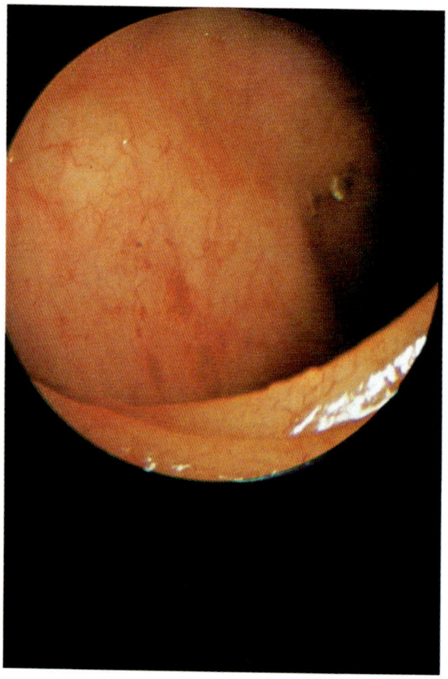

Bild 75: Rektoskopie: typischer Schleimhautbefund bei Schistosomiasis.

Bild 77: Rektumschleimhaut: im Quetschpräparat Eier von Schistosoma intercalatum mit endständigem Stachel.

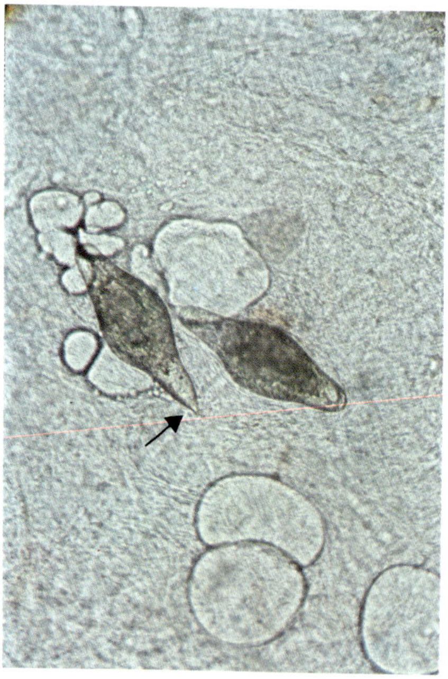

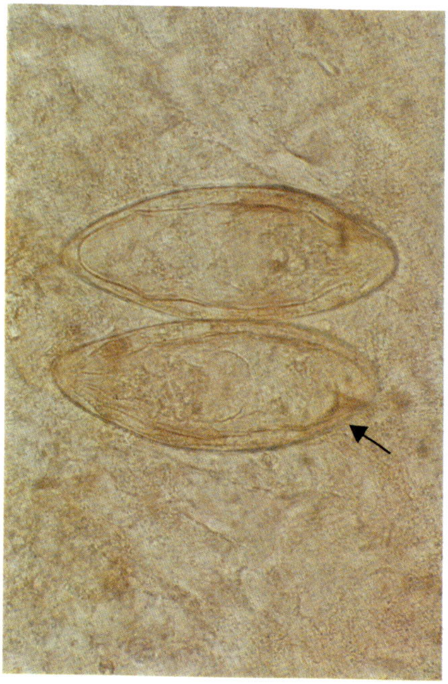

Bild 76: Rektumschleimhaut: im Quetschpräparat Eier von Schistosoma mansoni mit deutlichem Seitenstachel (Pfeil).

Bild 78: Rektumschleimhaut: Eier von Schistosoma haematobium und Schistosoma intercalatum (Pfeil) im Quetschpräparat.

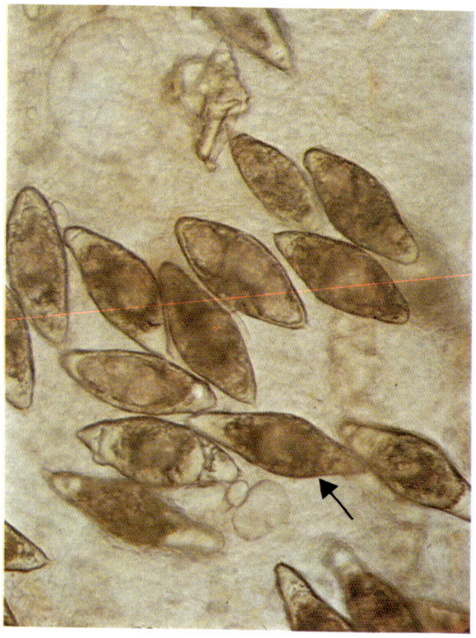

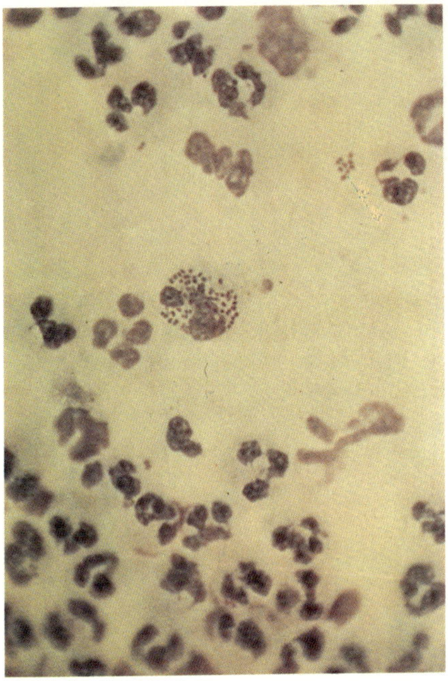

Bild 79: Urethra: im Schleimhautabstrich intrazellulär liegende Gonokokken nach Methylenblaufärbung.

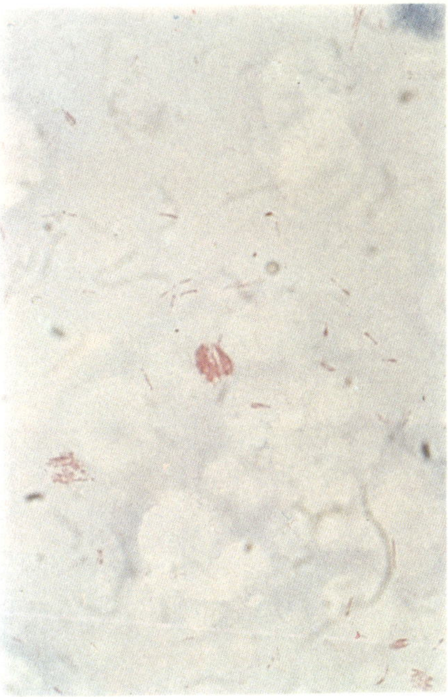

Bild 80: Nasenschleimhaut: im Abstrich säurefeste Stäbchen nach Ziehl-Neelsen-Färbung (Mycobacterium leprae).

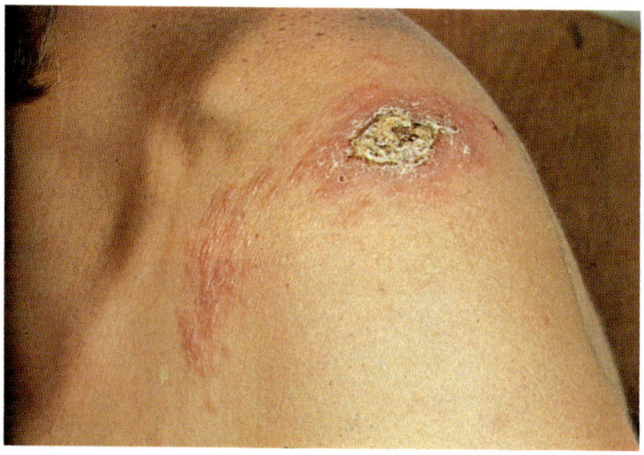

Bild 81: Haut: «trockenes» Geschwür bei cutaner Leishmaniase (Orientbeule).

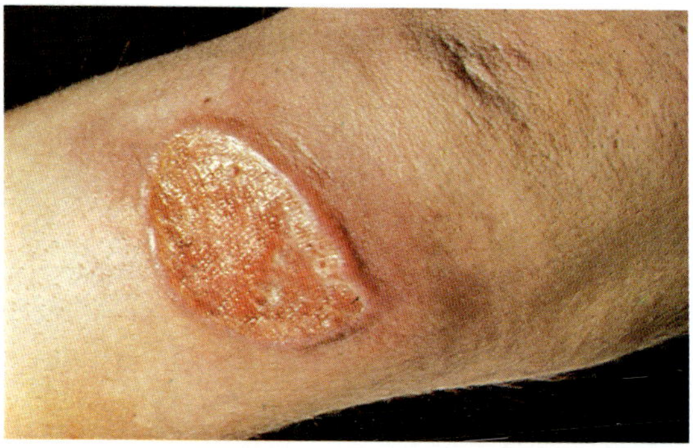

Bild 82: Haut: «feuchtes» Geschwür bei Hautleishmaniase (Orientbeule).

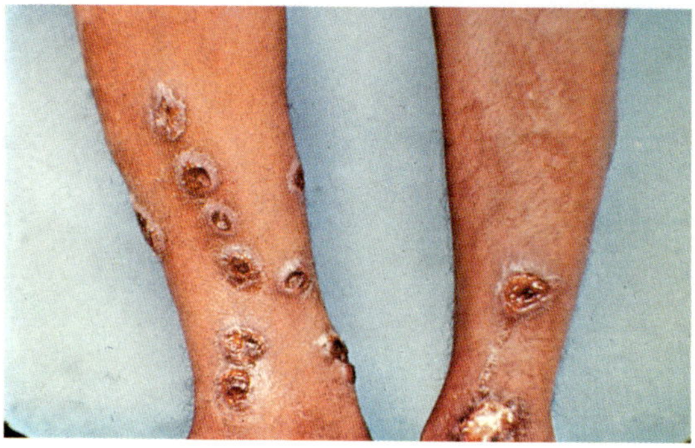

Bild 83: Haut: zahlreiche Läsionen einer cutanen Leishmaniase an den Unterschenkeln.

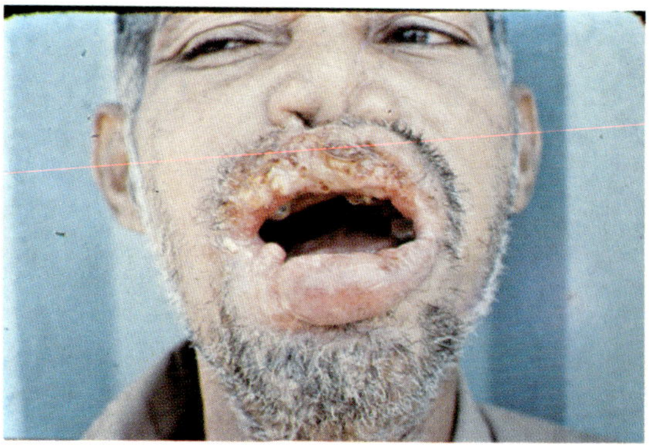

Bild 84: Schleimhaut: typisches Bild einer mucocutanen Leishmaniase.

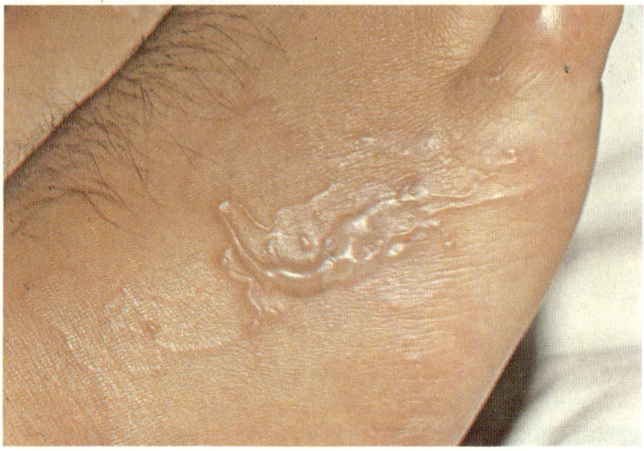

Bild 85: Haut: Larva migrans cutanea, typische girlandenförmige Darstellung der Larvenwanderwege und Bläschenbildung bei deutlicher allergischer Reaktion (Pfeil).

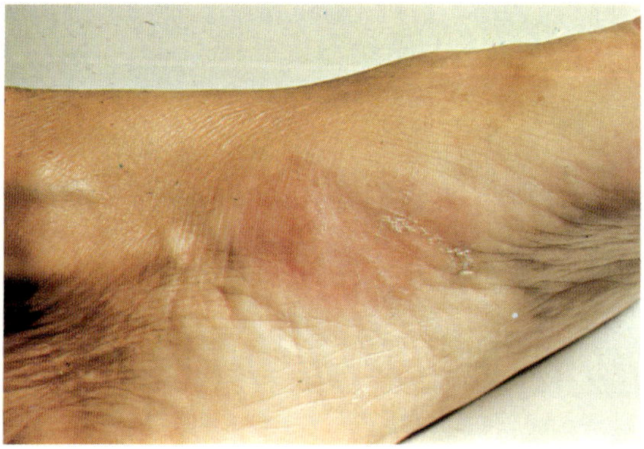

Bild 86: Haut:Larva migrans cutanea an der äußeren Fußkante ohne wesentliche allergische Reaktion.

Bild 87: Haut: Larva migrans cutanea durch Nochtiella am seitlichen Thorax.

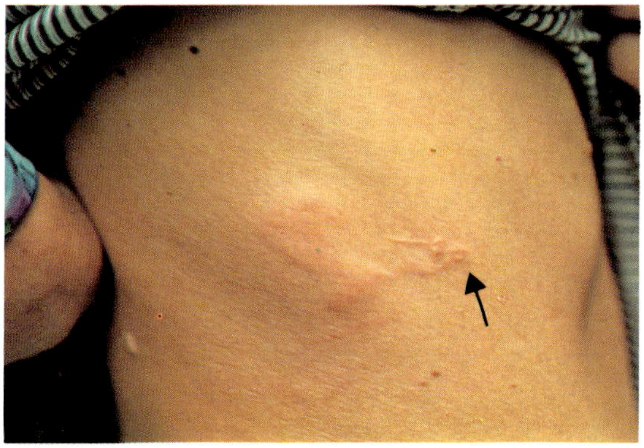

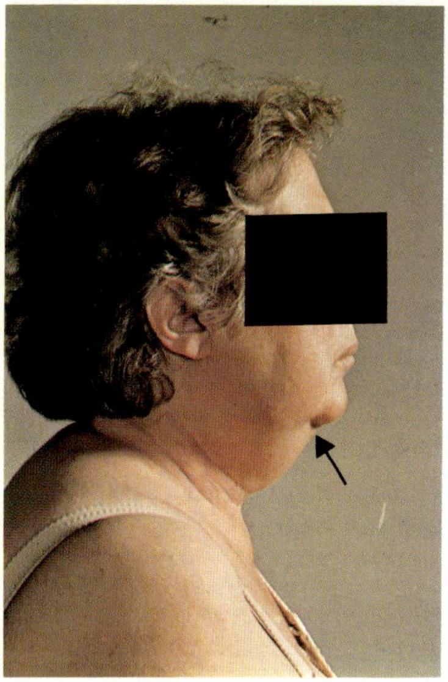

Bild 88: Haut: gerötete teigige schmerzhafte Schwellung über dem rechten Unterkiefer bei Gnathostomiasis.

Bild 89: Unterhautgewebe: aus einem exzidierten Gewebestück isolierte Larve von Gnathostoma spinigerum.

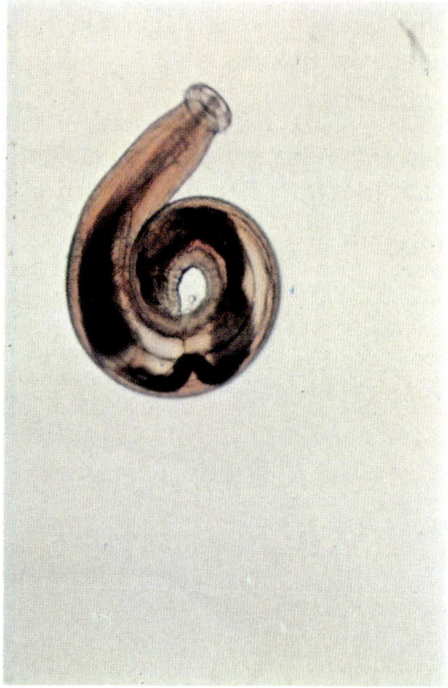

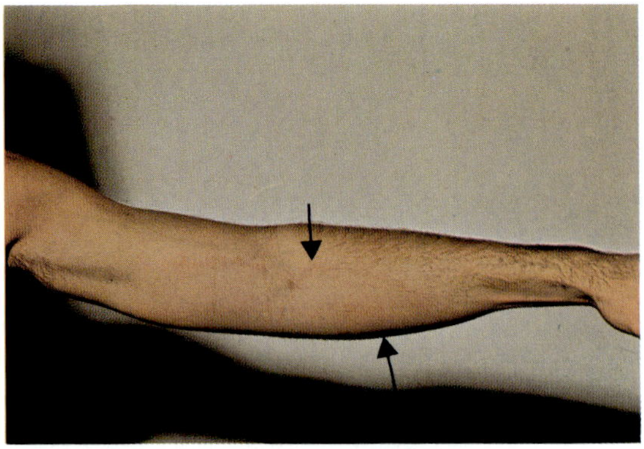

Bild 90: Haut: gerötete weiche Schwellung bei Loa Loa-Infektion.

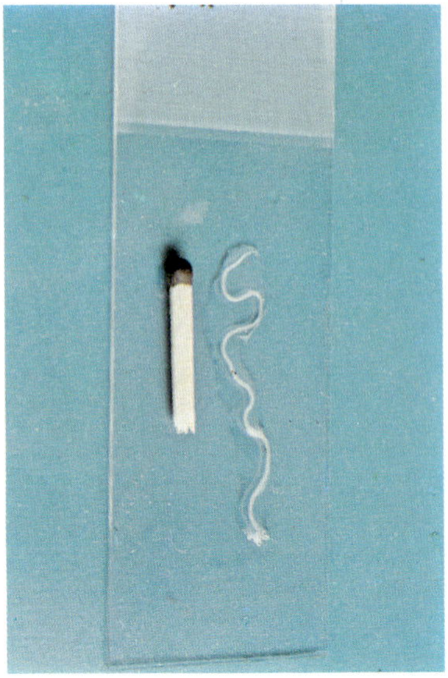

Bild 91: Adulter Wurm bei Loa-Loa nach Extraktion aus der Haut.

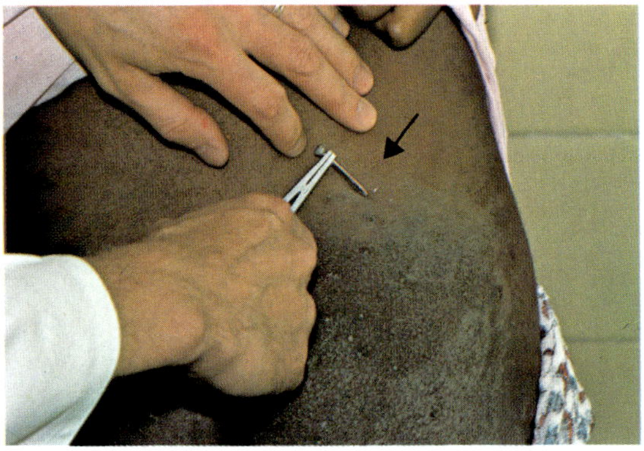

Bild 92: Hautbiopsie: «skin snip» zur Untersuchung einer Onchozerkose. Der Pfeil zeigt auf den Hautdefekt der Biopsie.

Bild 93: Haut: ausgeprägte allergische Reaktionen nach Mazzotti-Test bei Onchozerkose.

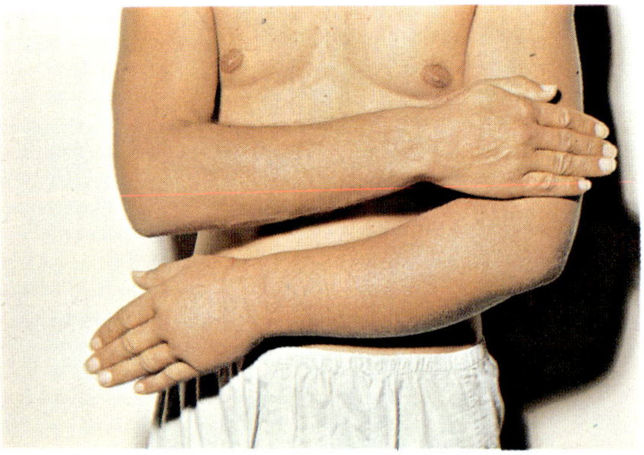

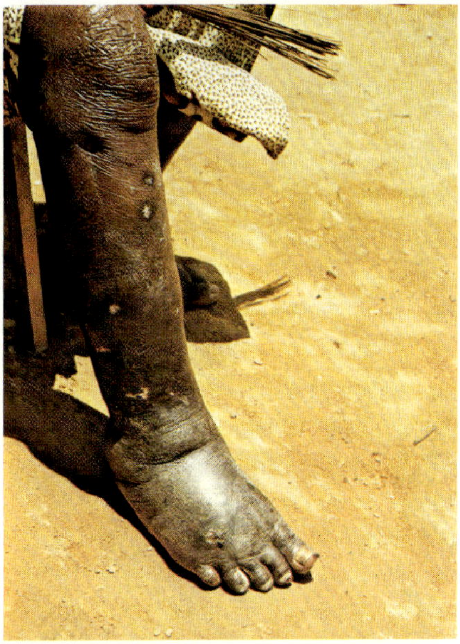

Bild 94: Elephantiasis bei Wuchereria bancrofti-Infektion.

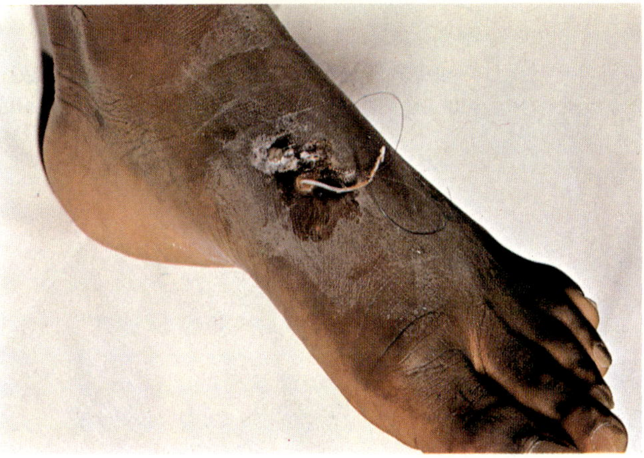

Bild 95: Vorfuß: Ende eines Guineawurms (Dracunculus medinensis) durch einen Faden angeschlungen.

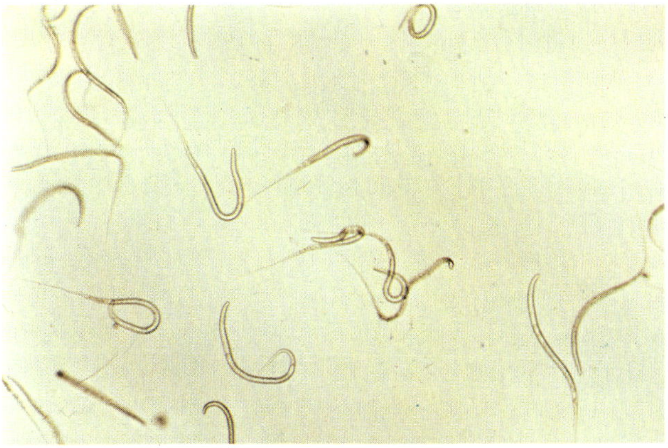

Bild 96: Larven von Dracunculus medinensis.

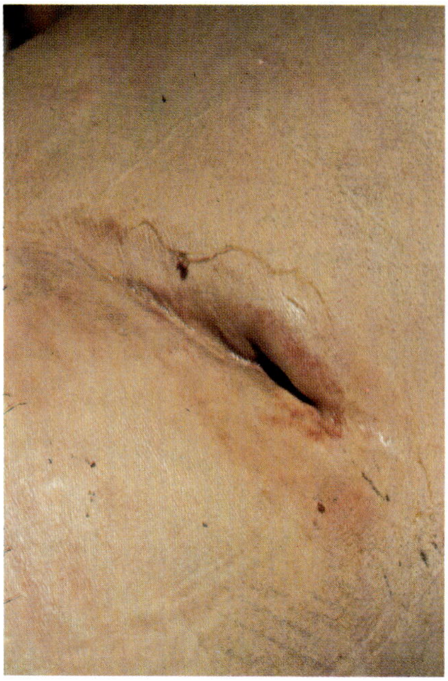

Bild 97: Haut: Fistelbildung bei Echinokokkose im rechten Thoraxbereich.

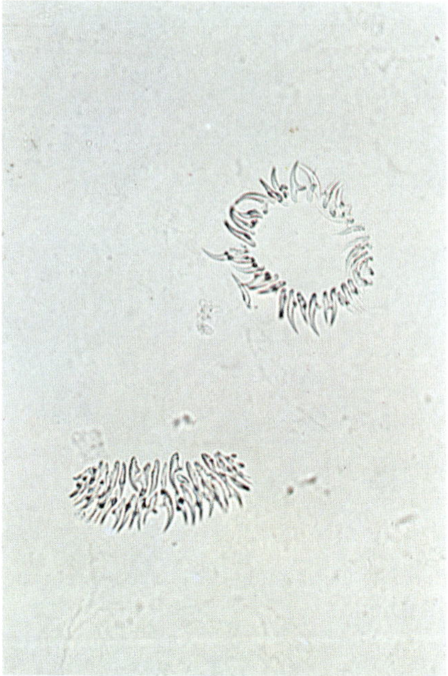

Bild 98: Sputum: Echinokokkenhäkchen aus dem Bronchialsystem.

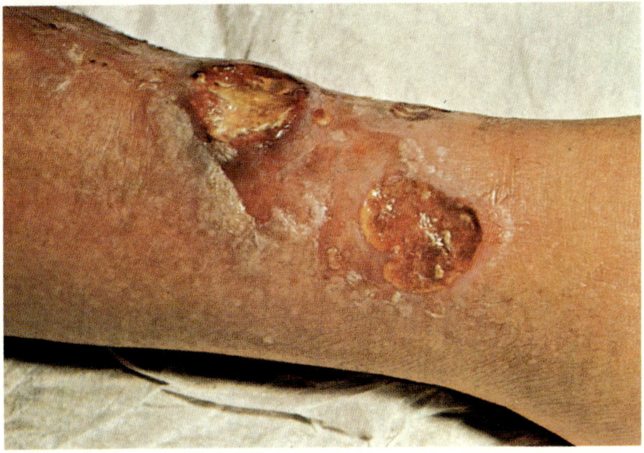

Bild 99: Haut: Ulcus tropicum am Unterschenkel.

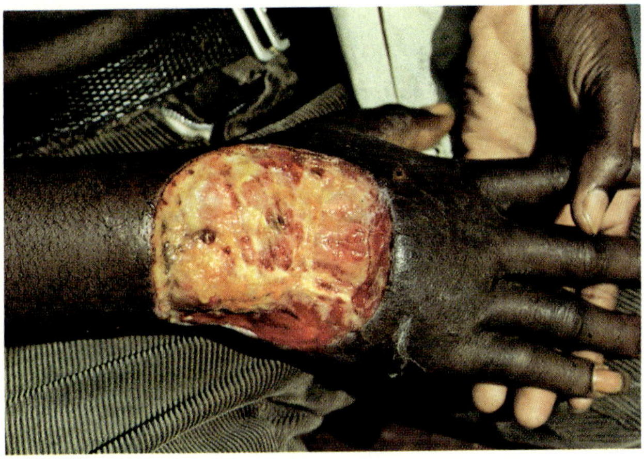

Bild 100: Haut: Buruli-Ulcus auf dem Handrücken.

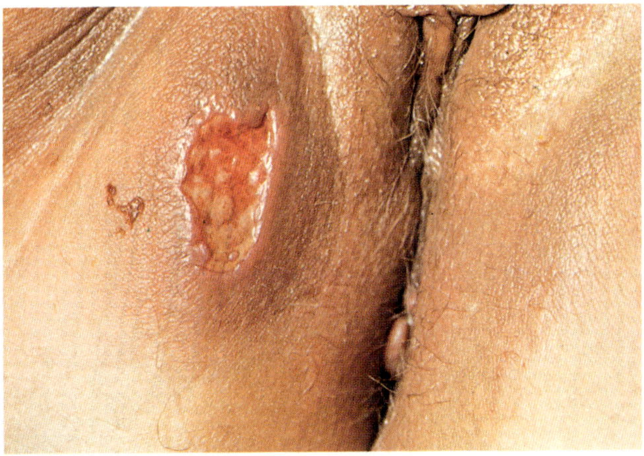

Bild 101: Haut: schmierig-belegtes Geschwür bei Donovanose (Granuloma venerum).

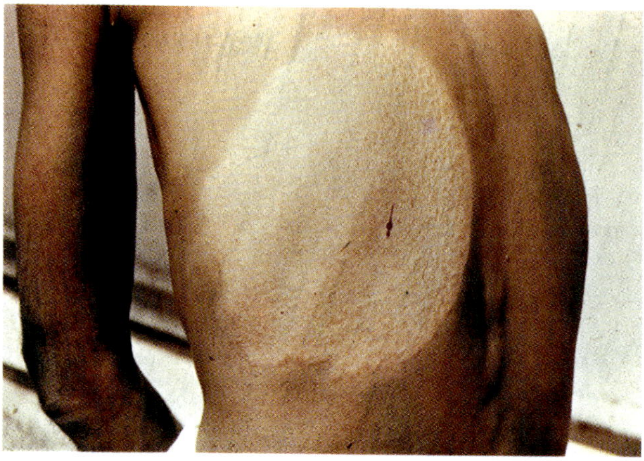

Bild 102: Haut: großflächige Hautveränderungen bei interpolarer Lepra.

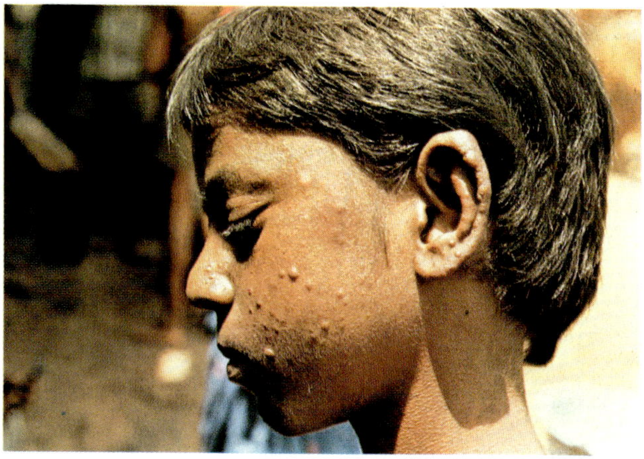

Bild 103: Haut: knotenartige Veränderungen bei lepromatöser Lepra (Leprabeulen) im Gesicht und an typischer Stelle der Ohrmuschel.

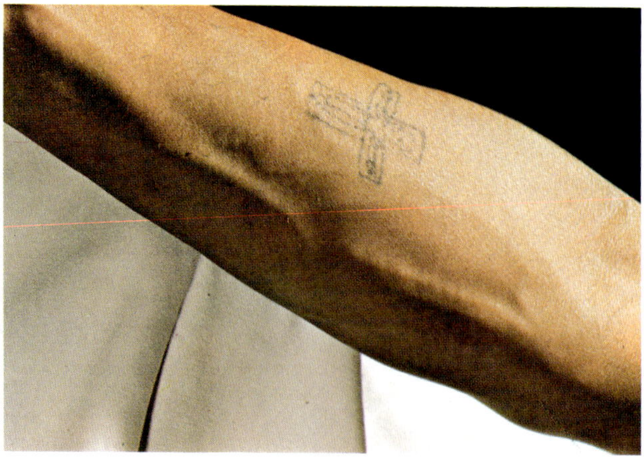

Bild 104: Verdickte Nervenstränge am Unterarm durch Befall der Nerven bei tuberkuloider Lepra.

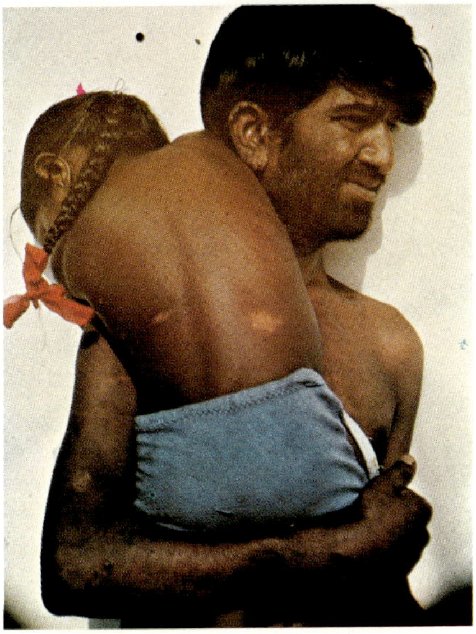

Bild 105: Haut: Kleiner anästhetischer Fleck bei tuberkuloider Lepra.

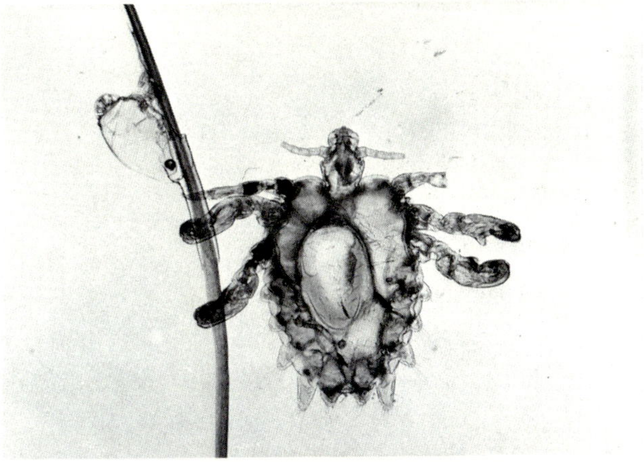

Bild 106: Nisse und Kopflaus an Kopfhaar.

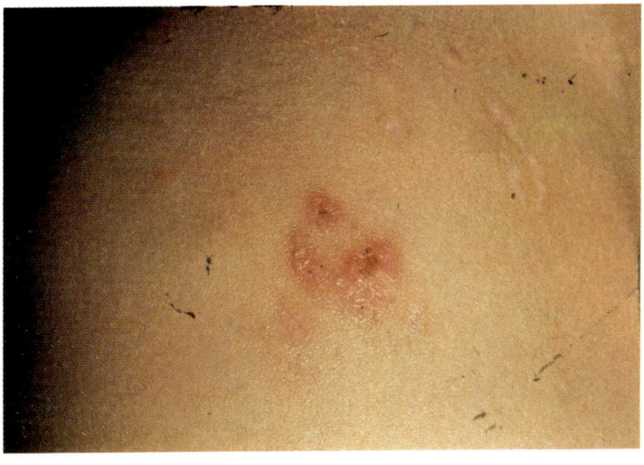

Bild 107: Haut: Hautveränderungen bei Scabies (Krätze).

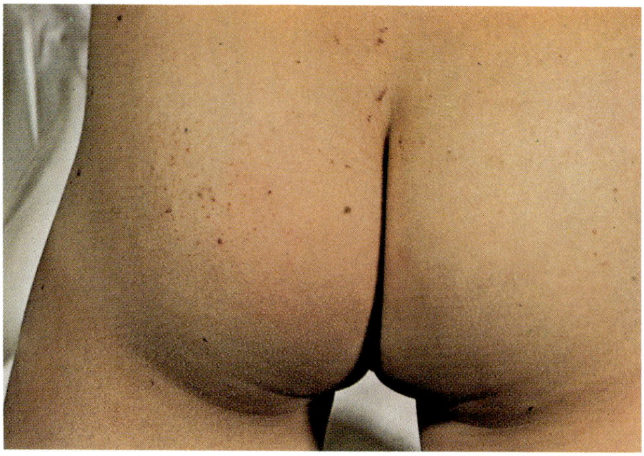

Bild 108: Haut: Hautveränderungen bei Pseudoscabies (Pseudokrätze) durch Dermanyssus hirundinis.

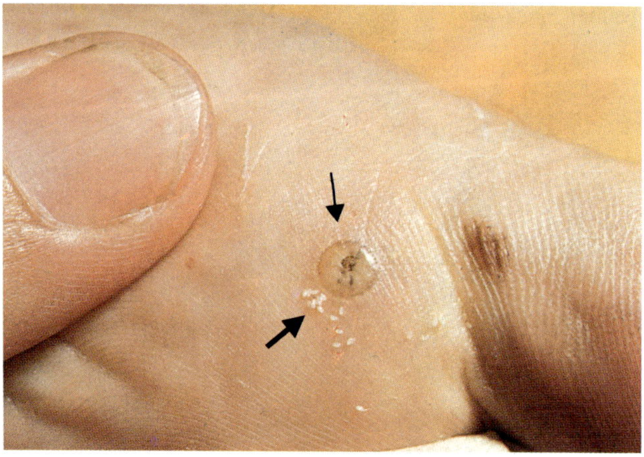

Bild 109: Haut: typische linsenförmige durchsichtige Erhebung der Haut am Ballen des Großzehes bei Tungiasis (schmaler Pfeil), Atemöffnung in der Mitte als dunkler Punkt erkennbar, drumherum Eier des Sandflohs (breiter Pfeil).

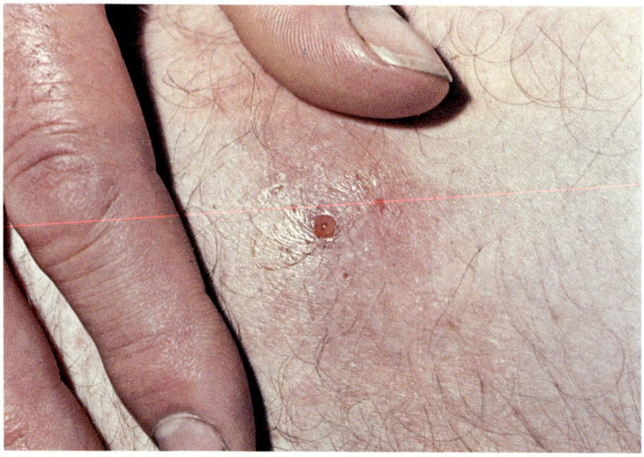

Bild 110: Haut: typische Hauterscheinungen mit Sekretabsonderung bei Myiasis.

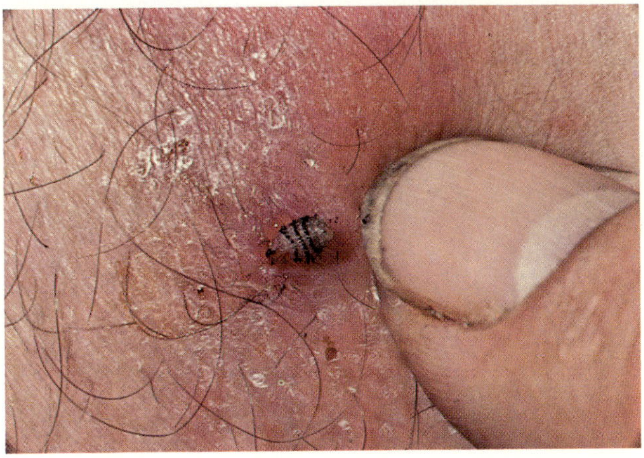

Bild 111: Herausdrücken einer Fliegenlarve bei Myiasis.

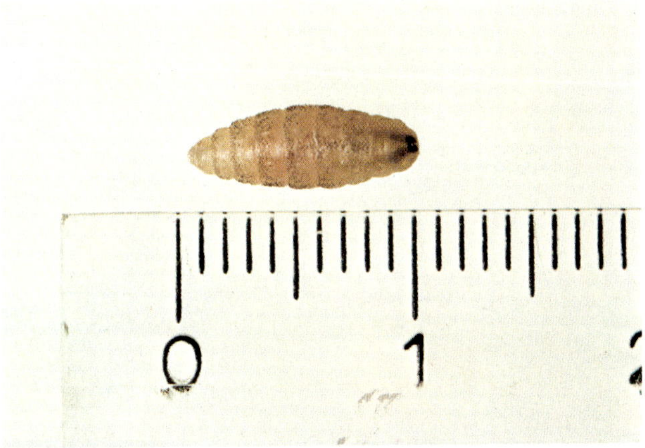

Bild 112: Bei Myiasis isolierte Larve von Cordylobia anthropophaga.

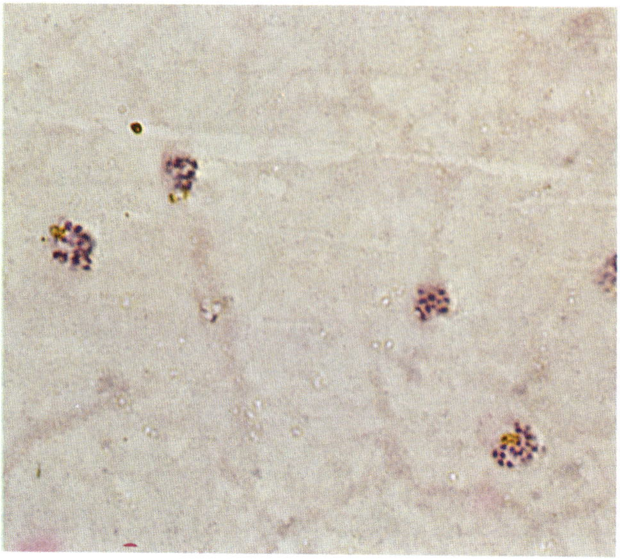

Bild 113: Reife Schizonten bei 1000facher Vergrößerung.

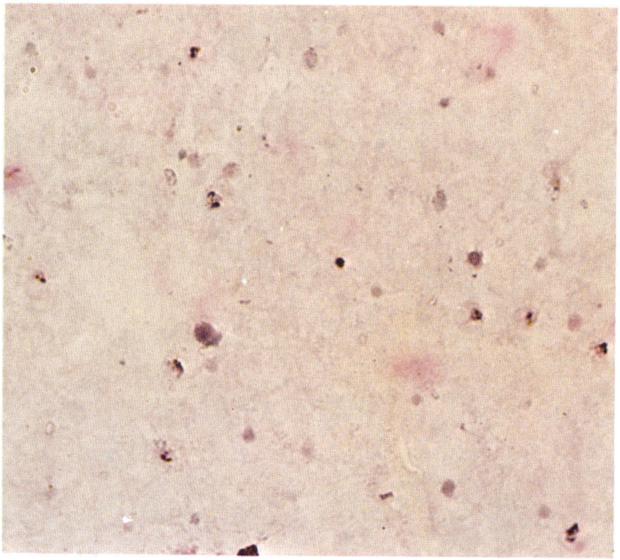

Bild 114: Nur Trophozoiten, Mikrophotographien zum Schizontenreifungstest (in-vitro-Resistenz-Test). Siehe auch S. 157, 158, 159.

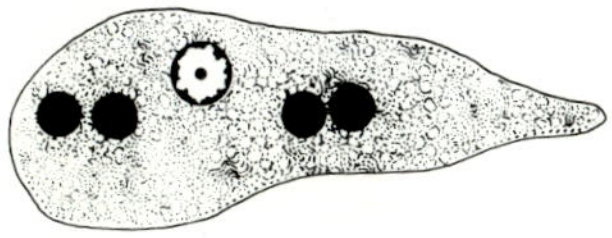

Entamoeba histolytica, Trophozoit

asymmetrische Form, bis 20 μm groß, amoeboide Beweglichkeit, Zytoplasma grünlich, uniform, nicht vakuolisiert, Kern mit zentralem Nucleolus und gleichförmig peripher verteiltem Chromatin. Einschlüsse von Erythrozyten, jedoch keine Bakterien oder Hefen.

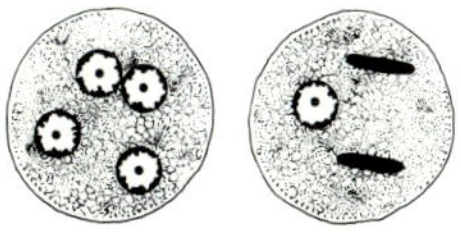

Entamoeba histolytica, Cysten

gleichförmig abgerundet, nicht vakuolisiertes uniformes Zytoplasma mit 1 bis max. 4 Kernen, zentralem Nucleolus und gleichförmig randständigem Chromatin, Chromidialkörper als zytoplasmatische Einschlüsse.

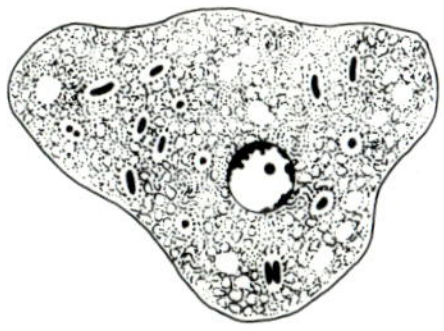

Entamoeba coli, Trophozoit

Sehr großes Protozoon, asymmetrisch mit zahlreichen zytoplasmatischen Einschlüssen, jedoch nie Erythrozyten. Kern mit exzentrischem Karyosom und ungleichmäßig verteiltem, randständigen Chromatin.

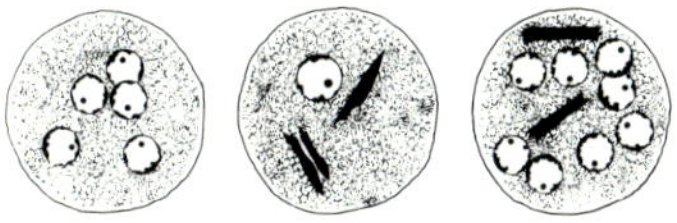

Entamoeba coli, Cysten

gleichförmig abgerundete Cysten mit uniformem Zytoplasma, 1–8 Kernen, meist exzentrischem Karyosom und ungleichmäßig randständig verteiltem Chromatin und zytoplasmatischen Einschlüssen in Form von Chromidialkörpern mit aufgesplitterten Enden.

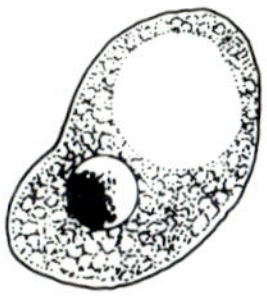

Jodamoeba bütschlii, Cyste

asymmetrische Form mit dunklem Kern und großem randständigen Karyosom mit typischer großer Glykogenvakuole im Zytoplasma. Keine weiteren zytoplasmatischen Einschlüsse.

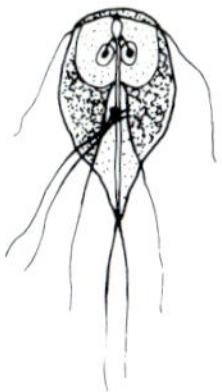

Giardia lamblia, Trophozoit

Rundliches spitzauslaufendes Protozoon mit 2 Mediankörpern und 2 Axonemen sowie 2 Kernen, großen Karyosomen, färbt sich gewöhnlich nur leicht an.

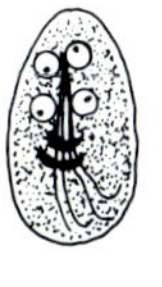

Giardia lamblia, Cyste

Oval, deutliche Membran mit 4 Mediankörpern, 4 Axonemen und 4 Kernen, kleine exzentrische Karyosomen.

Abb. 3: Morphologie und Differenzierung von Amöben und Flagellaten

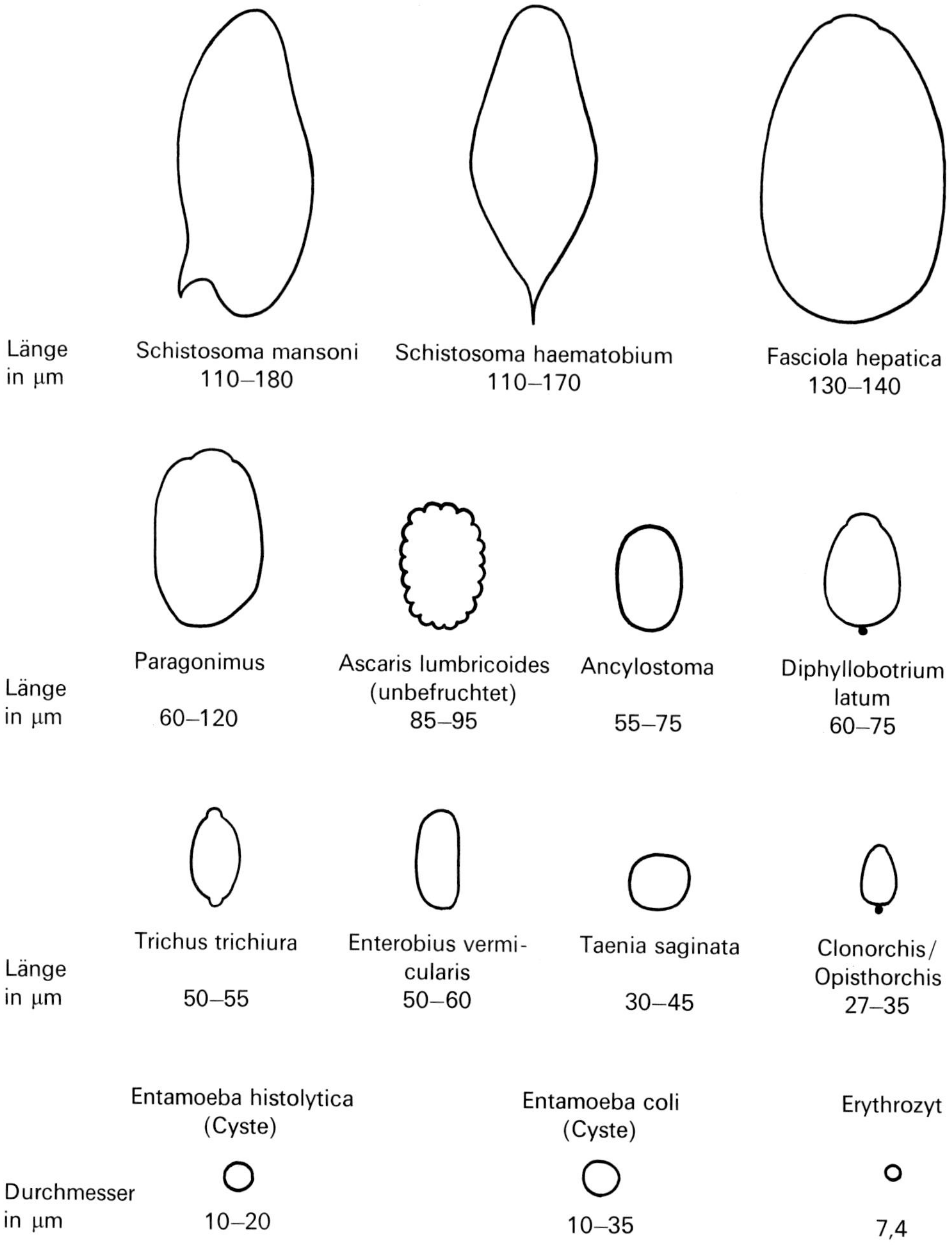

Abb. 4: Größenvergleich von Wurmeiern und Amöben

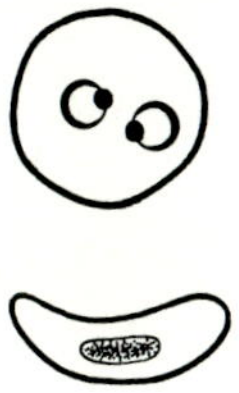

Ringform

Geschlechtsform

Plasmodium falciparum
Ringformen: kompakter Kern, harter und dünner Plasmasaum, Siegelringform, keine *Teilungsform* im Blut, *Teilungsformen* im Knochenmark jedoch zu erkennen. *Gametozyten* als Halbmonde mit kleinem Kern und Pigment in Kernnähe. Erythrozyten zeigen bei intensiver Färbung die Maurer Fleckung.

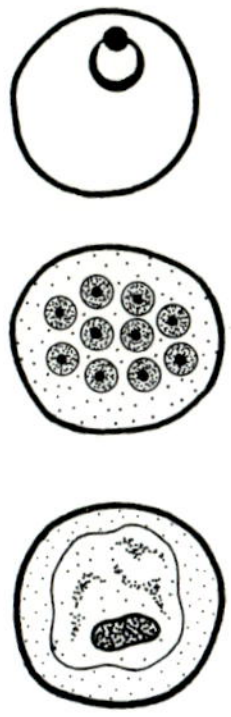

Ringform

Teilungsform

Geschlechtsform

Plasmodium vivax,
Ringformen: kleine Ringe ohne Pigment neben amoeboiden Formen mit feinem Pigment und Pigmentkonzentration. *Teilungsformen* im peripheren Blut mit 12–20 Kernen, Pigment in der Zellmitte konzentriert. *Gametozyten* im peripheren Blut mit kleinem randständigen Kern, tiefblauem Plasma und verteiltem Pigment. Die Erythrozyten zeigen eine typische Schüffner'sche Tüpfelung.

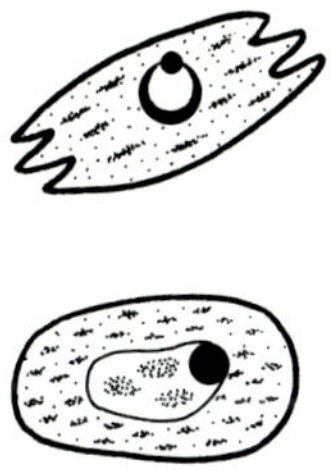

Ringform

Geschlechtsform

Plasmodium ovale,
Ringformen: rundlich, klein, kein Pigment, etwas kompakter als Plasmodium vivax.
Die *Teilungsformen* haben 8–12 Kerne, sind kleiner als P. vivax. Die *Gametozyten* zeigen einen rundlichen Kern, tiefblaues Plasma und grob verteiltes Pigment. Die Erythrozyten zeigen die typische Schüffner'sche Tüpfelung und sind oval geformt.

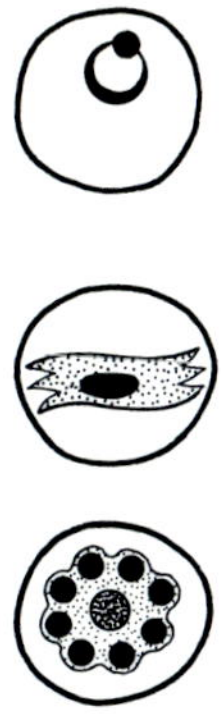

Ringform

Bandform

Teilungsform
(Gänseblümchen)

Plasmodium malariae,
Junge Ringformen mit kompaktem Kern ohne Pigment. *Heranreifende Ringformen* zeigen häufig eine Bandform mit kräftig dunklem Pigment. Typische *Teilungsformen* im peripheren Blut mit zentralem Pigment und Kernen in Gänseblümchenform angeordnet.
Die *Gametozyten* unterscheiden sich nicht von denen von Plasmodium ovale.
Die Erythrozyten zeigen keine Tüpfelung oder Fleckung.

Abb. 5: Differenzierung von Malariaparasiten

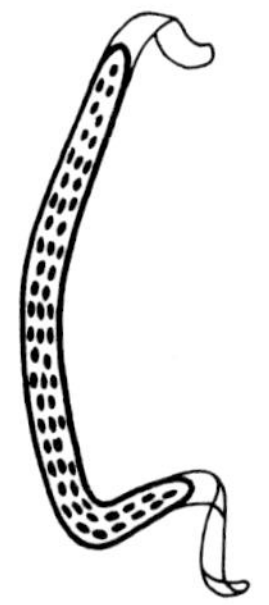

Loa Loa

Große Mikrofilarie mit Scheide. Am Schwanzende mit Kernen. ~ 300 µm.

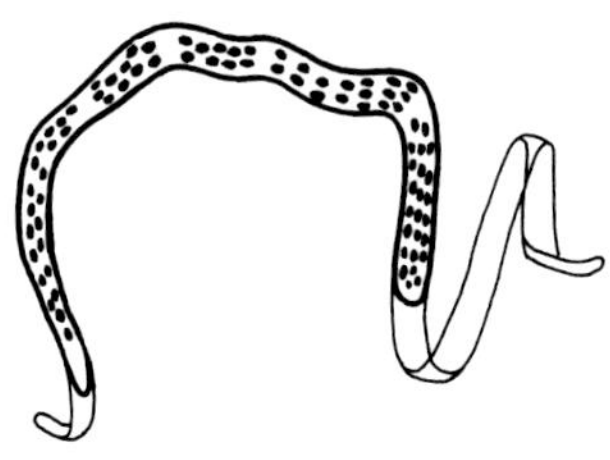

Wuchereria bancrofti

Große Mikrofilarie mit Scheide. Schwanzende ohne Kerne. ~ 300 µm.

Brugia malayi

Große Mikrofilarie mit Scheide. Schwanzende mit 1–3 kleinen Kernen. ~ 240–300 µm.
(ohne Zeichnung)

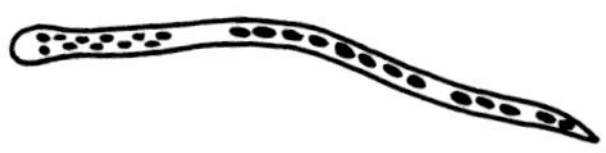

Dipetalonema perstans

Kleine Mikrofilarie ohne Scheide, Schwanzende mit Kernen und abgerundet. ~ 200 µm.

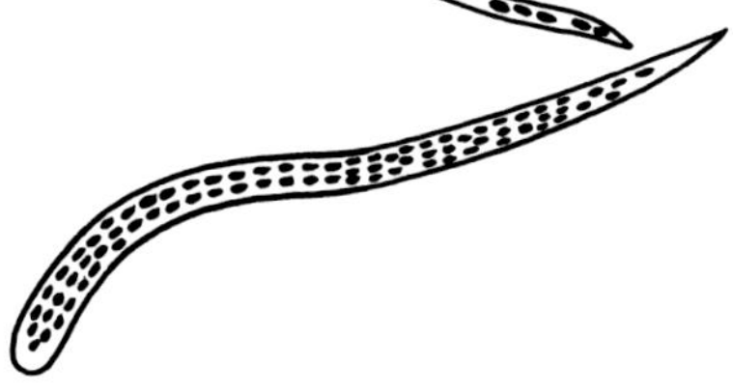

Onchocerca volvulus

Große, dicke Mikrofilarie ohne Scheide, Schwanzende erscheint zugespitzt und ist ohne Kerne. 300–350 µm.

Abb. 6: Differenzierung der Mikrofilarien

IV. Krankheiten und Laboruntersuchung

Krankheiten und Laboruntersuchung - Anleitung

Dieses Kapitel gibt Hinweise, welche Labordiagnostik bei dem Verdacht auf eine bestimmte Erkrankung durchzuführen ist. Unter **A** ist angegeben, wie die Erkrankung nachgewiesen wird und auf welchen Seiten des vorliegenden Buches weitere Einzelheiten zu erfahren sind. Unter **B** ist ein Bildnachweis angeführt, soweit eine entsprechende Abbildung im Buch vorhanden ist. Die Ziffern beziehen sich auf die Nummern der einzelnen Bilder.
Unter **C** sind solche labordiagnostischen Methoden aufgeführt, die in dem vorliegenden Buch *nicht* enthalten sind, sondern in spezialisierten Labors durchgeführt werden oder eine aufwendige Technik erfordern. Die Art der zu entnehmenden Probe und die Art der Versendung ist mit angegeben.
Beispiel: Es besteht der Verdacht auf eine Erkrankung durch Fasciola hepatica.

A Nachweis der Eier im Stuhl oder im Duodenalsaft S. 15–17 und S. 42, 43.
B Bild 64 und Bild 65 (Morphologie der Eier von Fasciola hepatica).
C Immundiagnostisches Verfahren (IHA), Serum von 5 ml Vollblut in ein Speziallaboratorium einschicken.

Amöben-Meningoenzephalitis

Protozoeninfektion des ZNS mit Acanthamöben oder Naegleria-Amöben

A	Liquorpleozytose und Protozoennachweis	48
	Nasenschleimhaut	63
B	–	
C	Unmittelbare Amöbenkultur von Liquor oder Nasensekret intrazerebrale Inokulation in Labortiere kein sicherer serologischer Nachweis.	

Amöbiasis

Infektion mit den fakultativ pathogenen Protozoen Entamoeba histolytica.

Intestinale Amöbiasis (Syn.: Amöbenruhr)

A Trophozoiten und Cysten im Stuhl 16, 17

B 51, 53, 54, 55 und Abb. 3, 4

C Immundiagnostik, z. B.: IHA, EIT mit E. histolytica-Antigen, ergänzend Latextest als Parameter der Invasivität. 5 ml Vollblut abseren und einschicken.

Extraintestinale Amöbiasis (z. B. Leberamöbenabszeß, Amöbom)

A Trophozoiten möglich in Punktionsflüssigkeiten 52, 54
oder Sputum (bei Durchbruch in das Bronchial-System). 44

B 51, 53 und Abb. 3, 4

C Immundiagnostik, z. B. IHA, EIT mit E. histolytica-Antigen, ergänzend Latex-Agglutinationstest. 5 ml Vollblut abseren und einschicken.

Angiostrongylus cantonensis

durch den Genuß von rohen Land- oder Süßwasserschnecken auftretende Nematodeninfektion

A Liquoreosinophilie 49

B –

C –

Ancylostoma caninum – siehe Larva migrans cutanea
Ancylostoma brasiliense – siehe Larva migrans cutanea
Ancylostoma duodenale – siehe Ancylostomiasis

Ancylostomiasis

durch Ancylostoma oder Necator hervorgerufene perkutane Nematodeninfektion des Darmes,

A Eier im Stuhl 15, 16, 17

B 58 und Abb. 4

C –

Askariasis

durch Schmutzinfektion hervorgerufene, ubiquitär auftretende Nematodeninfektion des Darmes,

A	Adulte und Eier im Stuhl	12, 15, 16, 17
B	59 und Abb. 4	
C	–	

Anämien
siehe Thalassämie
siehe Sichelzellanämie
siehe Kugelzellanämie

Babesiose

durch Zecken übertragene seltene Protozoenerkrankung, meist bei Splenektomierten,

A	Blut, intraerythrozytär, Knochenmark	29, 32 69
B	–	
C	Immundiagnostik, 5 ml Vollblut abseren und einschicken.	

Balantidiose

perorale Darminfektion mit dem Protozoon Balantidium coli

A	Trophozoiten im Stuhl	15, 15, 17
B	–	
C	–	

Bandwürmer siehe Taeniasis

Bartonellose

von Phlebotomen übertragene systemische bakterielle Erkrankung mit Bartonella bacilliformis

A	Blut, intraerythrozytär, Hautskarifikation	29, 32 65
B	–	
C	–	

Bejel siehe Treponematosen, trop.

Bilharziose siehe Schistosomiasis

Borreliose

von Läusen oder Zecken übertragene systemische bakterielle Erkrankung mit Borrelien (Spirochäten), z. B. recurrentis, B. duttoni

A	Blut,	29, 32
B	–	
C	–	

Brugia malayi-Infektion siehe Filariasis

Buruli-Ulcus

durch Mykobacterium ulcerans hervorgerufene großflächige Hautulzeration, vorwiegend an den Extremitäten.

A	Hautabstrich Hautinspektion	64, 65 61
B	100	
C	Hautbiopsie, histologische Untersuchung nach Fixation in 4 % Formalin.	

Capillariasis intestinalis

durch Genuß von rohem Fisch oder Krabben hervorgerufene Darmnematodeninfektion.

A	Eier im Stuhl	15, 16
B	–	
C	–	

Carriónsche Krankheit siehe Bartonellose

Chagas siehe Trypanosomiasis, südamerikanische

Cholera

Trinkwasser- oder Schmutzinfektion mit Bakterien (Vibrio cholerae) und perakuter Enteritis

A Stuhl — 15

B –

C Bakterioskopie und Kultur
Immundiagnostik,
5 ml Vollblut abseren und einschicken

Clonorchiasis (Syn.: chinesischer Leberegel)

durch Genuß von rohen Krabben oder Flußkrebsen auftretende Trematodeninfektion der Gallenwege (Clonorchis sinensis)

A Stuhl — 12, 15, 16, 17
Duodenalsaft — 42, 43

B 66, 67 und Abb. 4

C Immundiagnostik, 5 ml Vollblut abseren und einschicken.

Cysticercose siehe Zysticercose

Darmegelerkrankung siehe Fasciolopsis buski

Dermatomykosen

Hauterkrankung durch Dermatophyten (Trichophyton, Epidermophyton, Microsporum)

A Hautschuppen, Haarwurzeln, Nagelspäne, Hautabklatsch — 64, 65, 67

B —

C Einsendung von Hautschuppen oder angesetzten Pilzkulturen an mykologisches Labor. Hautbiopsie, histologische Untersuchung nach Fixation mit 4 % Formalin.

Diphyllobothrium latum (Syn. Fischbandwurm) siehe Taeniasis

Dipetalonema perstans oder
Dipetalonema streptocerca-Infektion siehe Filariasis

Donovanose (Syn. Granuloma venereum)

Geschlechtserkrankung durch Calymmatobacterium granulomatis mit oberflächlich granulomatösen Ulzerationen

A	Hautabstrich Hautinspektion	64, 65 61
B	101	
C	Hautbiopsie, histologische Untersuchung nach Fixierung in 4 % Formalin.	

Dracunkulose siehe Filariasis

Echinokokkose (Syn. Hunde- bzw. Fuchsbandwurmkrankheit)

perorale Schmutzinfektion mit Eiern von E. granulosus und E. multilocularis (Hunde- bzw. Fuchsbandwurm)

A	Zysten, Zystenmembranen im Sputum, Häkchen aus Fistelsekret. Zysten im Stuhl bei Einbruch in das Gallengangssystem.	44 65 12
B	52, 97, 98	
C	Immundiagnostik, z. B. KBR, IHA, EIT mit Hydatiden- und E. alveolaris-Antigen, 5 ml Vollblut abseren und einschicken.	

Elephantiasis siehe Filariasis

Entamoeba coli
apathogene Darmprotozoen (Abb. 3, 4)

Entamoeba histolytica siehe Amöbiasis
fakultativ pathogene Darmprotozoen (Abb. 3, 4)

Enterobius vermicularis siehe Oxyuriasis

Espundia siehe Leishmaniasis, mukocutane

Fasciola hepatica (Syn. Leberegel)

durch Genuß roher Wasserpflanzen hervorgerufene Trematodeninfektion der Gallenwege

A Adulte oder Eier im Stuhl oder Duodenalsaft — 12, 15, 16, 17, 42, 43

B 64, 65 und Abb. 4

C Immundiagnostik, z.B. IHA, EIT mit Fasciola hepatica-Antigen, 5 ml Vollblut abseren und einschicken.

Fasciolopsis busci (Syn. großer Darmegel)

durch Genuß roher Wasserpflanzen hervorgerufene Trematodeninfektion des Darms

A Eier im Stuhl — 15, 16, 17

B –

C –

Filariasis

durch Insekten übertragene Nematoden-Infektion des subcutanen und tiefen Bindegewebes

Dipetalonema perstans

Überträger Culicoides, Gnitzen, keine Periodizität der Larvenzirkulation

A Mikrofilarien im Blut — 25, 31, 32, 34

B 40 und Abb. 6

C –

Dipetalonema streptocerca

Überträger Culicoides, Gnitzen – siehe Onchocerca volvulus

Dracunculus medinensis (Syn. Medina- oder Guineawurm)

Überträger Zyklopskrebse,
perorale Infektion durch verschmutztes Trinkwasser

A Haut, Palpation des adulten Wurms. — 60
Larven im Fiselsekret. — 63

B 95, 96

C –

Loa-Loa

Überträger Chrysops-Fliegen,
Periodizität der Larvenzirkulation mittags

A	Mikrofilarien im Blut, wandernde Hautschwellungen, adulte Filarie nach Exstirpation	25, 31, 32, 34 60 63
B	39, 90, 91 und Abb. 6	
C	Immundiagnostik (unsicher), z. B. IHA, EIT 5 ml Vollblut abseren und einschicken.	

Onchocerca volvulus

Überträger Simulien, Kriebelmücken,
subcutane Knoten mit Adultfilarien

A	Mikrofilarien in der Haut und Hautreaktionen	63, 65
B	92, 93 und Abb. 6	
C	ophthalmologische Untersuchung, Mikrofilarien in der vorderen Augenkammer, Keratitis punctata Knotenexstirpation – Histologische Untersuchung nach Fixation in 4 % Formalin. Immundiagnostik (unsicher), 5 ml Vollblut abseren und einschicken.	

Wuchereria bancrofti und Brugia malayi (Syn. lymphatische Filariasis)

Überträger Culex-Mücken,
Periodizität der Larvenzirkulation nachts

A	Mikrofilarien im Blut Hautinspektion	25, 32, 32, 34 60
B	38, 94 und Abb. 6	
C	Immundiagnostik (unsicher), 5 ml Vollblut abseren und einschicken.	

Fleckfieber siehe Rickettsiosen

Frambösie siehe Treponematosen, tropische

Gnathosthoma spinigerum (Syn. Larva migrans visceralis)

durch den Genuß von rohen Fischen oder Fröschen auftretende Nematodeninfektion des subcutanen Bindegewebes mit Organinvasion (Auge, Gehirn).

A subcutan wandernde Larven 60,63

B 88, 89

C Operative Entfernung und Direktnachweis des Parasiten im Gewebe.

Gonorrhoe (Syn. Tripper)

Geschlechtskrankheit durch Gonokokken

A Schleimhautabstrich 64

B 79

C –

Hakenwurminfektion
siehe Ankylostomiasis

Hämoglobinopathien
siehe Sichelzellanämie
siehe Thalassämie

Hymenolepis nana (Syn. Zwergbandwurm)
siehe Taeniasis

Kala-Azar
siehe Leishmaniase, viszerale

Lambliasis

Lebensmittelinfektion mit Giardia lamblia und nachfolgend enteritischem Krankheitsbild

A Trophozoiten und Cysten im Stuhl 15, 17
Duodenalsaft 42

B 57 und Abb. 3

C –

Larva migrans cutanea

percutane bzw. perorale Infektion mit Nematodenlarven, die sich im Endwirt Mensch nur unvollständig entwickeln können. Sie verbleiben im subcutanen Bindegewebe und wandern beständig (creeping eruption).

A wandernde Larven in der Haut 60

B 85, 86, 87

C Biopsie und Direktnachweis des Parasiten oder in der Histologie

Larva migrans visceralis siehe z. B. Gnathostomiasis

Leberamöbenabszeß siehe extraintestinale Amöbiasis

Leberegelerkrankung
siehe Fasciola hepatica
siehe Clonorchis sinensis
siehe Opisthorchis viverrini et felineus

Leishmaniase

von Sandmücken übertragene Protozoen-Infektion durch Leishmanien

cutane L.: Leishmania tropica, Leishmania mexicana (Syn.: Aleppo-Beule, Orientbeule, Chiclero-Ulcus, Uta)

A Hautabstrich 65, 66
Hautinspektion 62

B 81, 82, 83

C Leishmanienkultur vom Abstrichmaterial, jedoch unmittelbare Verarbeitung notwendig.

mukocutane L.: Leishmania brasiliensis (Syn.: Espundia)

A Haut und Schleimhäute 64, 65, 66

B 84

C Leishmanienkultur vom Abstrichmaterial
Immundiagnostik, z. B. IIF, EIT
5 ml Vollblut abseren und einschicken.

viszerale Leishmaniase: Leishmania donovani (Syn.: Kala-Azar)

A Parasiten in den Makrophagen von Knochenmark 68, 70
von Lymphknoten 56

B 36, 37

C Leberbiopsie,
histologische Untersuchung nach Fixation in 4 % Formalin,
Immundiagnostik, z. B. IIF, EIT
5 ml Vollblut abseren und einschicken.

Lepra

durch Mykobacterium leprae hervorgerufene Haut- und periphere Nervenerkrankung

A Hautinspektion 61, 62
Bakterien in Haut, 65, 66
Schleimhäuten, 64, 65
Knochenmark 69, 70

B 22, 80, 102, 103, 104, 105

C tiefe Hautbiopsie, histologische Untersuchung nach Fixation mit 4 % Formalin.

Leptospirose (Syn. Feld-, Schlamm-, Schweinehütermeningitis)

durch kontaminierten Säugetierurin übertragene Spirochäteninfekton mit unterschiedlicher Organbeteiligung je nach Erreger, z. B. Leptospira icterohaemorrhagica (Syn. Weilsche Krankheit), L. canicola, L. grippotiphosa.

A –

B –

C Immundiagnostik, KBR
5 ml Vollblut abseren und einschicken.

Lues siehe Treponematosen, venerische

Lungenegelerkrankung siehe Paragonimus

Malaria

durch Stechmücken (Anophelen) übertragene Protozoenerkrankung Plasmodium falciparum, P. vivax, P. ovale und P. malariae

A Blut, 29, 32
Knochenmark 69, 70

B 23–32, 113, 114 und Abb. 5, 9 und 10

C Immundiagnostik (gutachterlich), IIF
5 ml Vollblut abseren und einschicken.

Medinawurm siehe Filariasis

Myiasis

Hauterkrankung durch Fliegenlarven nach Eiablage von Fleischfliegen, Schmeißfliegen und Tumbufliegen (Gattungen Cordylobia, Dermatobia, Chrysomya, u. a.)

A Haut 59

B 110, 111, 112

C –

Necator americanus siehe Ankylostomiasis

Nematodeninfektion des Darms
siehe Ankylostomiasis, Enterobiasis, Ascariasis, Strongyloidiasis

Nematodeninfektionen der Haut siehe Larva migrans cutanea

Onchocerciasis siehe Filariasis

Opisthorchiasis (Syn. Kasten-Leberegel)

durch den Genuß von rohen Krabben oder Flußkrebsen auftretende Trematodeninfektion der Gallenwege (Opisthorchis viverrini, O. felineus)

A Eier und adulte Würmer im Stuhl und Duodenalsaft — 12, 15, 16, 17; 42, 43

B 66, 67 und Abb. 4

C Immundiagnostik
5 ml Vollblut abseren und einschicken.

Oxyuriasis (Syn. Madenwurm)

perorale Schmutzinfektion durch Enterobius vermicularis

A Eier und Larven am After und im Stuhl — 12, 14; 14, 15, 16, 17

B 61 und Abb. 4

C –

Paragonimus-Infektion (Syn. Lungenegel)

durch den Genuß roher Land- oder Süßwasserkrabben hervorgerufene Infektion durch P. westermani, P. africanus, P. uterobilateralis.

A Eier im Sputum oder Stuhl — 44; 15, 16, 17

B 73, 74 und Abb. 4

C Immundiagnostik
5 ml Vollblut abseren und einschicken.

Pinta siehe Treponematosen, tropische

Pseudoscabies siehe Scabies

Q-Fieber siehe Rickettsiosen

Rickettsiosen

durch Arthropoden übertragene bakterielle Erkrankungen mit verschiedenen Rickettsienarten, z. B.

Rickettsia prowazeki

Überträger Kleiderlaus (Syn.: epidemisches Fleckfieber)

Rickettsia conori

Überträger Zecken (Syn.: Zeckenfleckfieber)

Coxiella burneti

Überträger Zecken (Syn.: Q-Fieber)

A –

B –

C Immundiagnostik, z. B. Weil-Felix-Reaktion (unspezifisch – Proteus Antigene), oder KBR, IIF mit Rickettsien-Antigenen, 5 ml Vollblut abseren und einschicken.

Ruhr, bakterielle siehe Shigellose

Ruhr, Amöben siehe Amöbiasis

Salmonellose

bakterielle Lebensmittelinfektion mit enteritischen Erscheinungen (z. B. Paratyphus A, B, S. typhimurium)

A –

B –

C Stuhlkultur und Urinkultur unmittelbar nach Ausbruch der klinischen Erscheinungen möglich.
Versand der Proben in geschlossenen Gefäßen in ein Bakteriologisches Labor.
Immundiagnostik, z. B. Gruber Widal, Agglutination mit Antigenen der Gruppe A, B, C, D, E.
U. U. Blutkultur.

Sandfloh siehe Tungiasis

Scabies und Pseudoscabies

durch Milben hervorgerufene Hauterkrankung mit sekundären bakteriellen Superinfektionen (Sarcoptes scabiei, Dermanyssus hirundinis)

A Haut 58

B 107, 108

C –

Schistosomiasis

Darmbilharziose: durch perkutane Infektion erworbene Trematodeninfektion der Venengeflechte des Darms mit Schistosoma mansoni, Schistosoma intercalatum, Schistosoma japonicum mit Ausscheidung der

A Eier im Stuhl 15, 16, 17
Ablage der Eier in der Schleimhaut 63
selten Eier im Urin 8, 9

B 48, 49, 68, 69, 75–78 und Abb. 4

C Immundiagnostik bei Expositionsverdacht, z. B. IHA, EIT mit S. mansoni-Antigen,
5 ml Vollblut abseren und einschicken.

Blasenbilharziose: durch perkutane Infektion erworbene Trematodeninfektion der Harnblase mit Schistosoma haematobium mit Ausscheidung der

A Eier im Urin 8, 9
oder Stuhl 15, 16, 17
Ablage der Eier in der Blasen- oder Rektumschleimhaut 63

B 45, 46, 47, 49, 50 und Abb. 4

C Immundiagnostik bei Expositionsverdacht,
z. B. IHA, EIT mit S. mansoni-Antigen,
5 ml Vollblut abseren und einschicken.

Schlafkrankheit siehe Trypanosomiasis, afrikanische

Shigellose (Syn. bakterielle Ruhr)

durch Shigellen hervorgerufene akute Enterocolitis

A Leukozyten und Erythrozyten im Stuhl 15

B –

C Stuhlkultur, unmittelbarer Versand in bakteriologisches Labor,
Immundiagnostik, z. B. Agglutination mit Shigellenantigenen,
5 ml Vollblut abseren und einschicken.
U. U. Blutkultur

Sichelzellanämie

genetisch determinierte Hämoglobinopathie

A	Blut (Erythrozytenmorphologie) Knochenmark	25, 29, 30 69, 70
B	–	
C	Hämoglobinelektrophorese mit EDTA (oder Zitrat (1:10) antikoaguliertes Blut einsenden.	

Sparganose

durch Trinkwasser oder Genuß ungekochter Frösche auftretende Cestodeninfektion durch div. Diphyllobotrium-Arten

A	wandernde Larven in der Haut	61
B	–	
C	Biopsie und Direktnachweis des Parasiten	

Sphaerozytose (Syn. Kugelzellenanämie)

genetisch determinierte Störung der Erythrozytenmembran mit kugeliger Verformung

A	Blutausstrich Knochenmark	29 69
B	14	
C	Resistenzprüfung der Erythrozyten (osmotische, mechanische, etc.)	

Spulwurminfektion siehe Ascariasis

Strongyloides stercoralis-Infektion

durch perkutane Infektion erworbene Nematodeninfektion des Dünndarms

A	Eier und Larven im Stuhl Duodenalsaft	14, 15, 16, 18 42, 42
B	62, 63	
C	–	

Syphilis siehe Trepanomatosen, venerische

Taeniasis (Syn. Schweine-, Rinder-, Fisch- oder Zwergbandwurm)

Cestodeninfektion mit Taenia solium, Taenia saginata, Diphyllobotrium latum durch rohes Fleisch oder Fisch Hymenolepis nana auch perorale Schmutzinfektion

A	Bandwurmglieder und Wurmeier im Stuhl	12, 14
B	70, 71 und Abb. 4	
C	–	

Taenia solium: Syn. Schweinebandwurm siehe Taeniasis

Taenia saginata: Syn. Rinderbandwurm siehe Taeniasis

Thalassämie

genetisch determinierte Störungen der Hämoglobinkettenzusammensetzung

A	Blut (Erythrozytenmorphologie) Knochenmark	29 69
B	13	
C	Hämoglobinelektrophorese, EDTA (oder Zitrat 1 : 10) antikoaguliertes Venenblut einsenden.	

Treponematosen

durch Spirochäten verursachte Hauterkrankungen bzw. Erkrankung der inneren Organe

venerische Treponematosen Syn. Syphilis, Lues (Treponema pallidum)

A	immunologischer Nachweis im Blut durch Mikroflockungstest	40
B	–	
C	Weitere Immundiagnostik, z. B. IHA, FTA-Abs, IIF mit T. pallidum-Antigen, 5 ml Vollblut abseren und einsenden.	

tropische Treponematosen:
T. pallidum = Bejel
T. pertenue = Frambösie
T. carateum = Pinta

A immunologischer Nachweis im Blut durch Mikroflockungstest — 40

B –

C Immundiagnostik, siehe venerische Treponematosen (serologische Differenzierung nicht möglich!)

Trichinellose

durch Genuß rohen Fleisches erworbene Nematodeninfektion mit intestinalem Befall und Abkapselung in der quergestreiften Muskulatur

A Larven im Blut — 32, 34

B 42

C Immundiagnostik, z.B. IHA, EIT
5 ml Vollblut abseren und einschicken.
Muskelbiopsie, histologische Untersuchung nach Fixation in 4 % Formalin,

Trichomoniasis

venerische Infektion mit fakultativ pathogenen Protozoen

A Urin — 64
Schleimhaut — 7, 8
(Vagina, Urethra)

B –

C –

Trichuriasis

fäkal-orale Infektion mit Trichuris trichiura-Eiern, Absiedelung der Adulten im Dickdarm

A Eier im Stuhl — 15, 16, 17

B 60 und Abb. 4

C –

Trypanosomiasis

durch Arthropoden übertragen, akute, subakute bis chronische Hämoflagellatenerkrankung

afrikanische T., Syn. Schlafkrankheit, Überträger TseTse-Fliege, *Trypanosoma b. gambiense, T. b. rhodesiense*

A	Parasitennachweis im Blut,	25, 29, 31, 32
	Liquor,	48, 49
	Lymphknoten,	56, 57
	Knochenmark,	69, 70
B	33, 34, 35	
C	Immundiagnostik, IIF, EIT, IgM-Spiegelbestimmung im Serum und Liquor, 5 ml Vollblut abseren bzw. Liquor einsenden, Tierversuch (Inokulation von infiziertem Blut).	

südamerikanische T., Syn. Chagas, Überträger Raubwanzen, T. cruzi

A	Parasiten im Blut	25, 29, 31, 32
	Lymphknoten	56, 57
B	–	
C	Immundiagnostik, z.B. IHA, IIF, EIT 5 ml Vollblut abseren und einsenden. Xenodiagnose (d.h. Raubwanzen ansetzen, dann deren Kot auf Trypanosomen untersuchen).	

Tuberkulose

durch säurefeste Bakterien (Mycobacterium tuberculosis) verursachte schwere Allgemeinerkrankung mit potentiellem Befall sämtlicher Organe, vorwiegend Lunge.

A	Sputum auf Mykobakterien	45
	Magensaft auf Mykobakterien	42
	nach Ziehl-Neelsen-Färbung	79
	Punktionsflüssigkeit auf Mykobakterien	54, 55
	Lymphknoten auf Mykobakterien (mikroskopische Untersuchung)	56, 57
	Liquor	49, 50
B	–	

C Kultur, Tierversuch (Material unfixiert in Gläschen einsenden). Biopsie, histologische Untersuchung nach Fixierung in 4% Formaldehydlösung.

Tungiasis

Einnisten des weiblichen Sandflohs in der Cutis, vorwiegend der unteren Extremitäten

A Betrachtung der Haut 59

B 109

C –

Typhus abdominalis

Nahrungsmittel- bzw. Schmutzinfektion mit Salmonella typhi

A –

B –

C Blut- und Stuhlkulturen, Einsendung in bakteriologisches Labor (Blut in Kulturflaschen möglichst bei 37 °C; Stuhl in sterilen Röhrchen)
Immundiagnostik, z. B. Gruber Widal Agglutination, 5 ml Vollblut abseren und einsenden.

Weilsche Krankheit siehe Leptospirosen

Wucheria bancrofti siehe Filariasis

Zystizerkose

perorale Schmutzinfektion mit Eiern von Taenia solium (Schweinebandwurm) und nachfolgender Finnenentwicklung in der Muskulatur oder im ZNS

A Liquoreosinophilie (indirekter Hinweis bei Neurocysticercose) 49, 50

B –

C Immundiagnostik, z. B. KBR, EIT
5 ml Vollblut abseren und einschicken.

V. Anleitung zur Konservierung von Untersuchungsmaterial zum Versand

A Ausstriche für zytologische und bakterioskopische Untersuchungen

Hinweise Blutausstriche, Ausstriche von Punktaten, Abstrichen, etc. können zur weiteren Diagnostik eingesandt werden. Grundsätzlich sollten den gefärbten Präparaten jeweils zwei ungefärbte und fixierte Ausstriche beigelegt werden.

A.1 Fixierung für die Pappenheim-Färbung von Blut-, Pleura-, Ascites-Ausstrichen sowie Knochenmark- und Lymphknoten-Punktaten

Ausrüstung Färbeküvette, Pinzette, Methanol (Merck Nr. 6008), Versandbehälter aus Holz oder Kunststoff.

Durchführung Fixierung der Ausstriche in absolutem Methanol über 10 Min., trocknen, Versand.

A.2 Fixierung für die Papanicolaou-Färbung von Cervix- und Vaginalabstrichen

Ausrüstung Färbeküvette, Pinzette, Ethanol (Merck Nr. 971), Glycerin (Merck Nr. 4094), Versandbehälter aus Holz oder Kunststoff.

Durchführung Fixierung der Ausstriche in Alkohol-Glycerinlösung (Mischungsverhältnis 2:1 oder 1:1) für 10–30 Min., Präparate werden durch Glycerinanteil nicht trocken (!), Versand.

A.3 Fixierung für die Eisenfärbung von Knochenmarkausstrichen

Ausrüstung Färbeküvette, Pinzette, Formaldehyd 37%ig (Merck Nr. 4003), Ethanol (Merck Nr. 971).

Durchführung Ausstrich in Formol-Ethanol-Lösung (5 ml Formaldehyd ad 100 ml Ethanol) für 5 Min. fixieren, trocknen, Versand. Ggfs. kann auch eine Methanol-Fixierung für 10 Min. durchgeführt werden.

A.4 Fixierung für Bakterienfärbung von Abstrichen, Punktaten und Urinanreicherungen

Ausrüstung Bunsenbrenner.

Durchführung Präparate mehrfach durch die Flamme ziehen und damit fixieren, Versand.

B Gewebeproben von Haut, Schleimhäuten, Lymphknoten, Organstückchen zur histologischen Untersuchung

Hinweise Gewebsproben so entnehmen, daß die Randzone der betreffenden Läsionen und damit der Übergang zum gesunden Gewebe erfaßt wird. Quetschungen sind zu vermeiden. Bei Hautbiopsien wird empfohlen, ellipsoid zu exzidieren und den Schnitt senkrecht zur Hautoberfläche bis in das subcutane Fettgewebe zu führen. Einmal-Geräte zur Stanzbiopsie sind besonders empfehlenswert (Biopsy Punch). Bei Sektion sind Organteile in Form einer Gewebescheibe von etwa 5 mm Dicke und 1 cm Durchmesser zu entnehmen.

Ausrüstung Skalpell, Schere, Pinzette, Naht- oder Klammermaterial, einmal verwendbare Stanzgeräte, z. B. Biopsy Punch 6 mm bis 10 mm Durchmesser (Firma Stiefel, Offenbach).
Formolaldehydlösung 37 %ig (Merck Nr. 4003), Glasbehälter zum Fixieren, Versandbehälter.

Durchführung 4 %ige Formaldehyd-Lösung herstellen (1 Teil 37 %iges Formalin + 9 Teile Leitungswasser). Untersuchungsmaterial ca. 2–3 Tage in reichlich Fixierlösung belassen. Größere Gewebsproben, z. B. Lymphknoten oder Organstückchen teilen. Die Gewebsproben zum Versand in einen kleineren Behälter mit 4 %iger Formaldehydlösung überführen, gut verschließen.

C Untersuchungsproben für die mikrobiologische Diagnostik: Urin, Stuhl, Blut, Liquor, Abstriche

Hinweise Untersuchungsmaterial kann in benachbarte bakteriologische Labors eingesandt werden, wenn die Transportzeit bis zu 48 Std. beträgt. Es werden verschiedene Transportmedia angeboten, die auf die jeweilige Fragestellung zugeschnitten sind und eine weitergehende kulturelle Anzüchtung möglich machen.

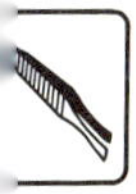

Ausrüstung Sterile Versandgefäße, Culturette (ceptiseal®, Marion Scientific Corp.). Es werden zahlreiche Transportmedia angeboten, z. B. BCB-System, Roche.

D Untersuchungsproben für den virologischen Direktnachweis im Blut, Rachenspülflüssigkeit, Zystenpunktaten, Urin, Stuhl und Organproben

Hinweise Der Virusnachweis erfolgt elektronenmikroskopisch, kulturell oder im Tierversuch. Viren sind meist besonders wärmeempfindlich. Temperaturschwankungen sind daher möglichst zu vermeiden. Eine Konservierung bei −70 °C oder auf Trockeneis ist zu empfehlen, aber nur selten realisierbar. Praktikabel ist die Versendung von virushaltigem Untersuchungsmaterial auf Eis bei 4 °C. Es ist darauf zu achten, daß die Probe bis zum Eingang in das virologische Untersuchungslabor feucht gehalten wird. Eine geeignete Verpackung und Bezeichnung des Untersuchungsmaterials auf dem Versandgefäß ist erforderlich (Abb. 7 und 8).

Vergleich verschiedener Methoden zur Kühlhaltung von Untersuchungsmaterialien:

Material	Vorteil	Nachteil
Trockeneis	– Sehr niedrige Temperatur.	– CO_2 entweicht, erhöht den Druck innerhalb des verschlossenen Behälters, bei Eindringen in das Untersuchungsmaterial pH-Veränderung.
	– Trocken.	– Nicht überall erhältlich.
	– Kühlt den gesamten inneren Behälter.	– Bei Verbrauch des Trockeneises entsteht freier Raum.

Material	Vorteil	Nachteil
Eis	– Allgemein verwendbar.	– Naß, es sei denn, es ist in Plastikbeuteln verschlossen.
	– Wiederauffüllen einfach.	– Kurze Kühlzeit.
	– Kann in Plastikbeuteln verschlossen werden.	– Die Untersuchungsprobe gefriert nicht.
	– Läßt nach Auftauen keinen freien Raum im Versandgefäß.	–
Kühlaggregate	– Trocken.	– Nur langsam regenerierbar.
	– Niedrige Temperatur (nur für kurze Zeit).	– Meist nicht überall verfügbar.
	– Kann einfach ausgetauscht werden.	– Wiegt schwer.

Ausrüstung Gut abdichtende Versandröhrchen, Doppelverpackung (siehe Abb.).

Durchführung Das virushaltige Untersuchungsmaterial wird fest verschlossen, doppelt verpackt und möglichst auf Eis oder Trockeneis verschickt.

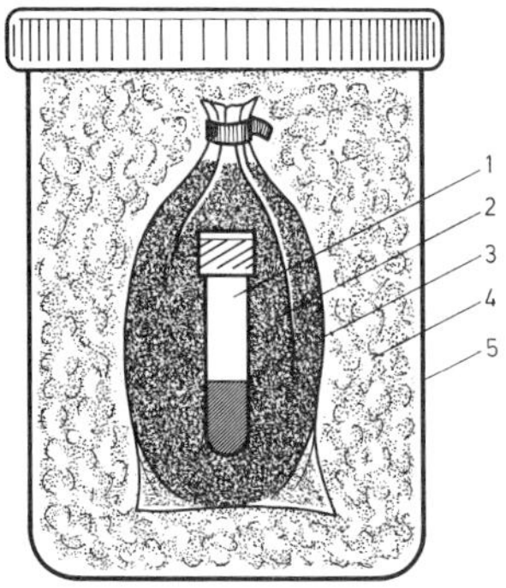

1 = Glasröhrchen mit Schraubverschluß
2 = Baumwolle, Zellstoff o. ä. zum Aufsaugen von Flüssigkeit
3 = Plastikbeutel, möglichst mit Band abgeklebt, so daß Flüssigkeit nicht ausdringen kann
4 = Zellstoff, Holzwolle, Sägespäne, Styroporbällchen o. ä. als Dämmaterial
5 = Unzerbrechlicher Behälter, möglichst mit Schraubverschluß oder anderem festen Verschluß

Abbildung 7

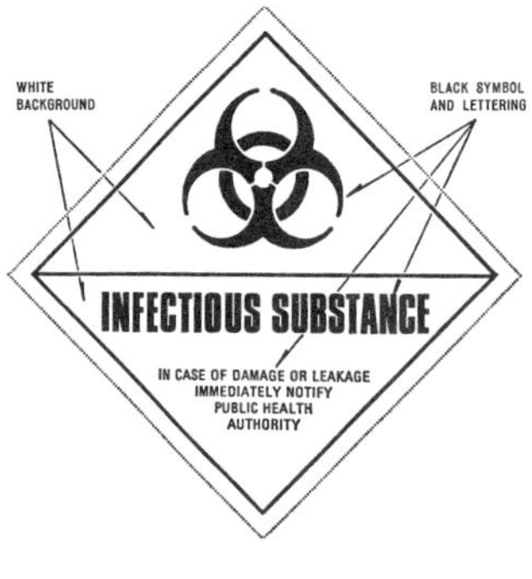

Abb. 8. Bezeichnung für die Versendung von infektiösen Substanzen, insbesondere virologisches Material. Falls solche Aufkleber nicht vorhanden sind, sollte auf jeden Fall der englische Text auf ein Versandpaket aufgeschrieben werden.

E Gewebsproben zur elektronenmikroskopischen Untersuchung, z. B. Lymphknoten

Hinweise

Ultrastrukturelle Untersuchungen geben zusätzliche diagnostische Aufschlüsse. Die Proben müssen in Glutaraldehyd fixiert eingeschickt werden.

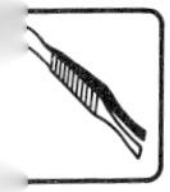

Ausrüstung

Skalpell, Schere, Pinzette, Naht- oder Klammermaterial, einmal verwendbare Stanzgeräte. Glutardialdehyd 25 %ig (Merck Nr. 4239), Natriumcacodylat (Dimethylarsinsäure Natriumsalz, Merck Nr. 820670), 1 n Salzsäure (Merck Nr. 9057), Glasbehälter zum Fixieren, Versandbehälter.

Durchführung

Ansatz des 2 %igen Glutaraldehyd in Natriumcacodylat-Puffer.
Herstellung der Lösung:

1. 0,4 M Natriumcacodylat-Lösung:
   21,4 g Natriumcacodylat + 250 ml Aqua dest.
2. 0,2 M Natriumcacodylat-Pufferlösung:
   50 ml 0,4 M Natriumcacodylat +
   8 ml 0,2 M Salzsäure ad 100 ml Aqua dest.
3. Herstellung des 2 %igen Glutaraldehyd-Natriumcacodylatpuffers:
   50 ml 0,2 M Natriumcacodylatpuffer +
   8 ml 25 %iges Glutaraldehyd ad 100 ml Aqua dest.

Gewebeproben teilen, ein Stückchen in Formaldehydlösung für Histologie (s. o.) fixieren. Weiteres in reichlich Glutaraldehydfixierlösung für 2–3 Tage belassen. Die Gewebsprobe zum Versand in einen kleineren Behälter mit 2 %ige Glutaraldehydfixierlösung überführen, gut verschließen, Versand.

F Stuhlproben auf Parasiten

Hinweise

Mit der Merthiolat-Formaldehyd-Lösung kann eine dauerhafte Konservierung von Untersuchungsproben auf Parasiten erreicht werden. Eine Kühlung der Proben ist nicht erforderlich; in heißem Klima ist es ratsam, die so fixierten Proben bis zum Versand im Kühlschrank aufzubewahren.

Ausrüstung

Gut verschließbare Versandgefäße, Merthiolat-Formaldehyd-Lösung (siehe auch Kapitel I.B.3.4.b). Merthiolatlösung 0,1 %ig (Serva Nr. 11340), Formaldehyd (Merck Nr. 3999), Glycerin (Merck Nr. 4091).

Durchführung

Merthiolat-Formaldehyd-Lösung: 2000 ml Merthiolat-Lösung 0,1 %ig + 25 ml Formaldehyd + 5 ml Glycerin + 250 ml Aqua dest.

Etwa 2 Teile dieser Merthiolat-Formaldehydlösung mit 1 Teil Stuhl mischen und in ein gut schließendes Gefäß geben, Versand.

G Serum- oder Liquorproben zur Immundiagnostik auf Bakterien, Viren, Parasiten oder Pilze

Hinweise

Grundsätzlich sollten 2 Serumproben im Abstand von 10 Tagen gewonnen werden, um die eindeutige Diagnose aus der Titerbewegung erfassen zu können. Dies ist bei allen akuten Erkrankungen zwingend notwendig. Bei Transportzeiten von bis zu 1 Woche sind Zusätze nicht erforderlich. Die Proben sollten grundsätzlich bei Kühlschranktemperatur gelagert werden. Ein Einfrieren auf −20 °C ist nur dann zu erwägen, wenn der Transport auf Trockeneis gewährleistet ist. Ansonsten verlieren die Proben durch wiederholtes Einfrieren und Auftauen an Aktivität. Die Proben sind in einer doppelten Verpackung zu versenden, da eine Infektiosität nicht auszuschließen ist.

Ausrüstung

Zentrifuge, Zentrifugenröhrchen, sterile Versandröhrchen, Versandbehälter, Natriumacid (Merck Nr. 6688).

Durchführung

Vollblut bei 3000 UpM zentrifugieren, steril abseren und in ein steriles Versandröhrchen überführen. Bei beabsichtigter längerer Lagerung in heißem Klima ist der Zusatz von Natriumacid in einer Endkonzentration von etwa 0,01–0,02 % sinnvoll.

H Blut- oder Serumproben zur weiteren immunhämatologischen Diagnostik

Hinweise Immunhämatologische* Untersuchungen können bis zu 4 Tage nach Abnahme ausgeführt werden. Eine gekühlte Versendung der Proben ist empfehlenswert. Das Einfrieren der Proben ist in der Regel schädlich.

Ausrüstung Zentrifuge, Zentrifugenröhrchen, sterile Versandröhrchen, Styropor-Behälter, Kühlaggregate.

Durchführung Serum oder antikoaguliertes Venenblut (steriles Heparin, Citrat oder EDTA) wird in ein steriles Versandröhrchen abgefüllt. Zum weiteren Versand ist ein Styropor-Behälter geeignet, dem Kühlaggregate beigelegt sind, so daß extreme Temperaturdifferenzen ausgeglichen werden.

---

* Erweiterte Blutgruppen-Serologie, irreguläre Antikörper, Histokompatibilität (beispielsweise HLA-B27): antikoaguliertes Venenblut. Quantitative Immunglobuline, Haptoglobin: Serum.

Anhang

Schizontenreifungstest (in-vitro Resistenz-Test)

Nachweis Sensitivität von Plasmodium falciparum in vitro gegenüber Chloroquin und Mefloquin (gegenüber Sulfadoxin-Pyrimethamin-Kombinationen z.Zt. noch nicht verfügbar).

Probe Antikoaguliertes Venenblut.

Ausrüstung 2 ml Spritze mit Kanüle, EDTA-Blutbildröhrchen oder 3,8 %ige Natriumcitratlösung, Objektträger, Mikroskop, Brutschrank (37 °C), Exsikkatoren, Kerzen (Teelicht o.ä.). Testplatten: Standard-WHO-Microtest Kit, erhältlich bei allen regionalen WHO-Büros (Basic Kit komplett für 48 Bestimmungen, Replenishment Kit für 24 Bestimmungen).

Prinzip P. falciparum-Trophozoiten reifen im geeigneten Kulturmilieu bei niedrigem O_2-Gehalt nach 24–26 h zu Schizonten aus. Unter dem Einfluß ansteigender Chloroquin- bzw. Mefloquin-Konzentrationen in der Testplatte wird die Ausreifung gehemmt. Eine Resistenz ist erkennbar, wenn selbst bei hoher Konzentration der Substanzen noch eine Ausreifung stattfindet.

Durchführung 0,2 ml antikoaguliertes Venenblut wird mit 1,8 ml RPMI-Medium (WHO Kit) in einem sterilen Probengefäß (WHO Kit) gemischt. Die Plastikfolie wird von jeweils einer Reihe der Testplatte mit einer Pinzette abgezogen (in den Vertiefungen sind die Substanzen in ansteigender Konzentration eingedampft). In die Vertiefungen A bis H einer Reihe werden jeweils 50 µl Suspension mittels Eppendorf-Pipette und steriler Spitze (WHO Basic Kit) pipettiert. Beschickte Mikrotiterplatten in jeweils einen auf 37 °C vorgewärmten Exsikkator stellen, Seitenhähne der Exsikkatoren öffnen, Kerzen anzünden (zum Sauerstoffverbrauch), in den Exsikkator stellen und Deckel schließen. Beim Erlöschen der Kerze Seitenhähne verschließen, in den Brutschrank stellen, Beginn der Inkubation notieren. Nach 24 h bzw 26 h wird jeweils ein Exsikkator entnommen und die Mikrotiterplatte herausgenommen. Mit der Eppendorf-Pipette werden etwa 40 µl des Mediumüberstandes abpipettiert. Die sedimentierten Erythrozyten im Restmedium aufschwemmen und die jeweilige Suspension der Vertiefung A bis H in Art eines Dicken Tropfens auf einen vorbereiteten Objektträger auftragen. Gut trocknen lassen, nach Giemsa färben (siehe Kapitel Färbeanleitungen, S. 77).

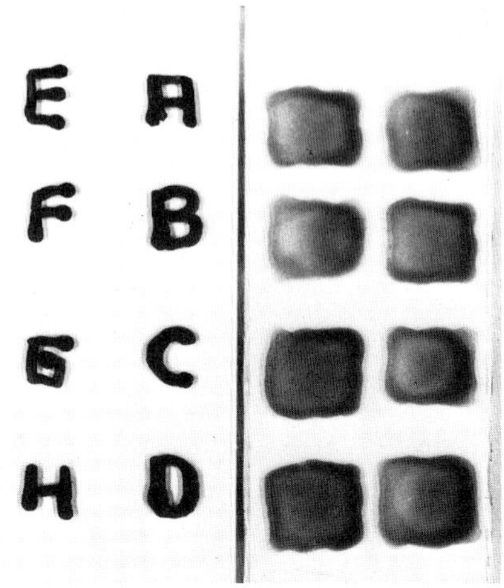

Abb. 9: Objektträger mit Dicken Tropfen aus den Vertiefungen A bis H.

Auswertung

Alle 8 gefärbten Dicken Tropfen pro Objektträger werden mikroskopisch bei 800- bis 1000facher Vergrößerung quantitativ ausgewertet. In jedem Dicken Tropfen werden 200 Parasiten ausgezählt und die Anzahl von Schizonten mit mehr als zwei Kernen bestimmt. Der Quotient Schizonten in dem jeweiligen Medikamentenansatz dividiert durch Schizonten in der Kontrolle ohne Chloroquin wird mit 100 multipliziert und als Prozentangabe in die Auswertungsformulare (WHO Kit) eingetragen (Bild 113 und 114, Seite 120).

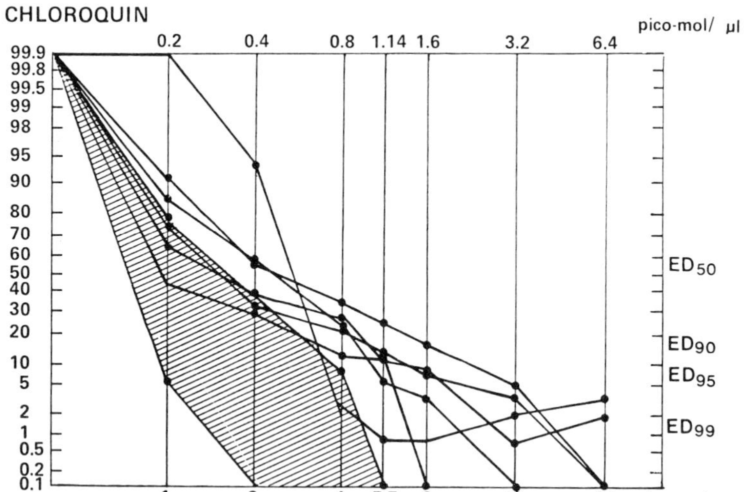

Abb. 10. Untersuchung zur Chloroquin-Empfindlichkeit: im Auswertungsformular sind die Einzelergebnisse von Patienten im Schizonten-Reifungstest angegeben. Im schraffierten Bereich sind alle die Untersuchungen zusammengefaßt, bei denen keine Schizontenreifung bei 5,7 picomol Chloroquin/Vertiefung festzustellen war. Die ausgezogenen Linien zeigen verminderte Empfindlichkeit bzw. Resistenz von P. falciparum gegen Chloroquin.

Vorteil Das Verfahren eignet sich, um innerhalb von 24–26h eine Information über die Empfindlichkeit der Parasiten gegenüber Chloroquin und Mefloquin zu erhalten. Die eingeleitete Therapie kann angepaßt werden. Auch sind epidemiologische Untersuchungen zur Medikamentenresistenz möglich.

Nachteil Der Test ist nur bei einer bestimmten Parasitendichte möglich (600–80000 P. falciparum-Ringe/µl im Ausgangspräparat). Die Auswertung der Schizontenreifung ist zeitaufwendig.

Merke Zwischen Blutabnahme und Ansetzen des Testes sollten nicht mehr als drei Stunden vergehen. Das Blut sollte während dieser Zeit nicht gekühlt werden, sondern bei Zimmertemperatur oder 37 °C gehalten werden.
Eine fehlende Schizontenreifung in der Kontrolle spricht für effektive Plasmawirkspiegel von Antimalariamitteln, die der Patient zuvor nicht angegeben hat.

Literaturliste

1. Begemann, H., Rastetter, J.: Atlas der klinischen Hämatologie. Springer, Berlin, Heidelberg, New York, 1978.
2. Binford, C. H., Connor, D. H.: Pathology of Tropical and Extraordinary Diseases. Armed Forces Institute of Pathology, Washington D.C., 1976.
3. Garcia, L. S., Ash, L. R.: Diagnostic Parasitology: Clinical Laboratory Manual. Mosby Company, St. Louis, Toronto, London, 2. Auflage 1979.
3. Gentilini, M., Duflo, B.: Médecine Tropicale Flamarion, Paris, 3. Auflage 1982.
5. Hallmann, L.: Klinische Chemie und Mikroskopie. Thieme, Stuttgart, New York, 11. Auflage 1980.
6. Jeffrey, H. C., Leach, R. M.: Atlas of Medical Helminthology and Protozoology. Churchill Livingstone, Edinburgh, London, New York 1975.
7. King, M.: A Medical Laboratory for Developing Coun«ries. Oxford University Press, Oxford 1973.
8. Levy-Lambert, E.: Manual of Basic Techniques for a Health Laboratory. WHO, Genf, 1980.
9. Manson-Bahr, P. E.: Manson's Tropical Diseases. Bailliere-Tindall, London, 18. Auflage, 1982.
10. Neugebauer, J.: Bildatlas der Infektionskrankheiten. Documed AG, Basel 1982.
11. Piekarski, G.: Medizinische Parasitologie in Tafeln. Springer, Berlin, Heidelberg, New York, 2. Auflage 1973.
12. Rommel, K.: Praktikum der klinischen Chemie und Hämatologie. UTB Schattauer, Stuttgart, 1975.
13. Undritz, E.: Hämatologische Tafeln Sandoz. 2. Auflage 1972.
14. Klinisches Labor. Merck, Darmstadt, 12. Auflage, 1974.
15. Mikroskopische Diagnostik für die tropenärztliche Praxis. Bayer Leverkusen 1970.
16. Schneierson's Atlas of Diagnostic Microbiology. Abbott Laboratories, North Chicago, 7. Auflage 1979.

Sachregister